欲しい未来が手に入る
怒りのコントロール術

「感情美人」になれる7つの扉

柊 りおん

キレて後悔するのは、今日で終わり——

プロローグ

「私の気持ち、ぜんぜんわかってくれないんだから！」
「あなたのせいで、どれだけ傷ついてると思ってるの！」
「言わなくても、察してよ！」

女性にとって「私の気持ちを味わってもらう」のは最優先課題です。でもいつ果てるとも知れない言葉の洪水と余分な記憶力を武器にするのは、あまりよろしくありません。自分に心を重ねてもらおうとするほど、逆に相手との距離が広がってしまうんです。特に相手が男性の場合は、なおさらです。

なぜなら女性が金切り声を上げて泣き、「どれだけつらいか」過去を芋づる式に引っ張り出してきた途端、男性は「この女とこの場で徹底的にやりあうか・ほったらかしにして目の前から消えるか」しか考えられなくなってしまうから。

これは動物に生来備わっている本能なので、なんでそうなっちゃうのよ⁉　と言われてもそうなっちゃうのだから仕方ありません。

言葉で応戦しようとしても、男性は自分に勝ち目がないのを知っています。男性が一日に話す単語が約7000語、対して女性は2・8倍の約2万語。槍《やり》と鉄砲です。そして男性が窮して黙り込むと「なんとか言ったらどうなの!?」と追撃が始まります。

「こりゃ埒《らち》が明かないな」

と男性が自分の部屋に籠《こ》もろうものなら、ドンドンドン！　と壁を叩く音。今出ていっても話し合える状態じゃないだろう、と男性はもうお手あげです。

また女性はエキサイトしてくると、「今の問題」を話すのにも、二人が出会ってから今までの男性の悪事をすべて並べないと気が済まなくなります。

「そういえば、2年前も取引先の女とどこかに出かけてたわよね！　単なる接待なわけ？　半年前は大学時代の彼女とLINEしてたでしょ！　どこまで私を傷つける気？　それで今日も飲み屋のお姉ちゃんを隣に置いて、いったい何様のつもり！」

すると、男性の頭の中ではこんな反駁《はんばく》がされています（注：女性と同じ早さでまくしたてられないので、大抵黙っています）。

「取引先の女って言ったって、タイプでもない女と飲みに行く俺の身にもなってくれ。接待しないとうまくいかないことだってあるんだよ。前の彼女とはつながってるけど、今は単なる友達なんだ。やましいことがないから君に見せたんじゃないか。飲み屋にお姉ちゃんがいるのは、当たり前だろう！　今日のことを話すのに、なんで2年前のことまで引っ張り出す必要があるんだ」

女性は共感してもらうことで安心し、満たされます。でも**「寂しい」「不安だ」という心の声を「怒り」に変えて爆発させても、あなたの思いは届きません。**

気の利いた男性なら「悪かった」と言って髪でも撫《な》でてくれるかもしれませんが、「また始まったよ。めんどくせーな」と心はあさっての方向を見ています。**怒りと絶望に満ちた女性の涙は、男性にとって苦痛以外の何物でもありません。**

「怒り」は人間にとって必要な感情ですが、取り扱い方を間違うと自分と相手に大きな傷や距離を作ってしまう厄介なシロモノです。

一方、ラッキーなことに「怒り」はちょっとしたコントロールのコツを練習すると、うまく取り扱えるようになります。

女性の怒りは、テキストに沿っただけでは解決できるものじゃないし、綺麗事《きれいごと》じゃ済まされません。コントロールするには、自分の醜い部分にも、向き合わないといけないときもあります。

でもその現実に向き合ったとき、もうこのままじゃダメだと思ったとき、新しい道が開けます。

本書では、7つの扉を開けながら、感情美人になる方法をご紹介しています。

家族、仕事、友達関係……今までどんなことがあったとしても、「変わろう」と意識し実践すれば、自分で人生を切り開くことができます。この本があなたの背中をそっと押して、輝く未来への距離を縮められますように。

第7の扉　あなたがキレる対象別対応策　141

図版／浜本ひろし

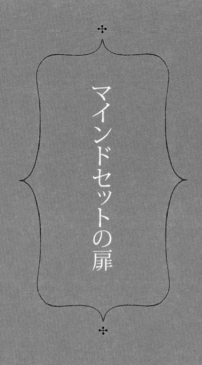

マインドセットの扉

われわれの人生とは、
われわれの思考が
作り上げるものに他ならない

マルクス・アウレリウス
（第16代ローマ皇帝）

幸せを左右する鍵は「怒り」の取り扱い方

女性が幸せな人生を送るには、何が必要でしょう。

美しい外見、あり余るお金、パートナーとのいい関係、理想の住まい……。答える人によって、いろいろな答えが出てくると思います。では、幸せな人生を送るのに絶対に外せないものは何でしょうか。

プライベートも仕事もすべて順調にいっている女性を見てみると、ある共通点が浮かび上がります。それは、「自分の感情と向き合うのがとても上手」ということです。「感情を敵でなく味方につける力」つまり、「感情を上手にコントロールできる力」は、女性が幸せな人生を送るのに絶対必要です。

特に**「怒り」の感情をうまく取り扱えるかが、女性の人生の幸不幸に大きく影響します。**

あなたの前に、２本の道が用意されていると想像してください。

１本は、怒りに振り回される人生を歩く道

１本は、自分で怒りをコントロールする人生を歩く道

女性の多くはストレスや不安、怒りや寂しさを抱えつつ、日々ノンストップで仕事・育児・家事をこなしています。これに介護などが加わる方もいるでしょう。そしてその場面場面で、怒りを上手に取り扱い「自分で怒りをコントロールする人生を歩けるようになる」のがこの本の目的です。

この本は、自分の怒りをどう取り扱ったらよいかわからなくなったときに開く、「取説」です。あなた自身と大切な人が笑顔でいられるよう、ハッピーな毎日を過ご

せるように、一緒に感情美人になるレッスンを始めましょう。

［感情美人になる心構えその①］

感情をコントロールすると「決める」

心に浮かぶ感情は、すべてあなたが選べます。

意識しないと、「感情」はあなた以外の誰かが言った言葉・行動、出来事によって、心にぽっと浮かんでくるように思えます。

「あなたって料理が下手ね」と言われれば「怒り」や「つらさ」を感じる人もいるし、手料理を作って待っているのに、ご主人が「帰りが遅くなる」とメールもせずに飲んで帰ってきたら「怒り」「寂しさ」「不安」を感じる人もいると思います。

ここで、一つ考えていただきたいのです。

いったい誰から「今から怒ってちょうだい」「寂しそうにしてちょうだい」「不安になって」と頼まれたのでしょう。確かに「料理が下手」とは言われたけど、「この言葉に怒って返事しろ！」とは言われていませんね。「じゃ、今度料理を教えてよ」と受け流すこともできます。

私たちの周りにあるのは「言葉」と「出来事」という乾燥したものです。それにさまざまな意味や解釈という色を加えて「感情」が湧いてきます。そしてその意味や解釈は、あなたが今まで培ってきた経験や価値観が大きく影響します。そしてもちろん、その色を自分が幸せに感じるように作り替えることもできます。

人の心は、放っておくとどんどんネガティブなほうに螺旋《らせん》階段のように落ちていきます。自分が望む方向に向かっていないと感じたら、意思の力でストップをかけましょう。

「自分で自分の感情をコントロールする」という決意を、常に自分に言い聞かせてください。

「私はもう無駄な怒りに振り回されない！」
「私は不安にはさいなまれない！」
「どこかから湧いてくる恐怖は、私の意思の力でやっつける！」

始める前から「できる・できない」を心配するのではなく、すべては「決断」することからスタートします。

何十年も持っていた心のクセを変えるのは、簡単ではないかもしれません。何かのきっかけでネガティブな穴に落ちそうになったら、そのつど「感情は自分でコントロールするんだ」という決意を思い出してください。最初からうまくいく人はいませんから、行きつ戻りつで大丈夫です。

ここで一つ注意点があります。「自分で自分の感情を決める」というのは、裏を返せば「たとえ家族であっても、人の心は変えられない」ということです。

他人が変わる「きっかけ」は与えられるかもしれませんが、そのきっかけや気づきを自分の変化につなげられるかは、あくまでその人次第。「誰かの気持ちを変えること」に時間と労力を割くのではなく、自分自身の感情を見つめ、コントロールすることに集中しましょう。

［感情美人になる心構えその②］
見たい未来だけを見る

見たい未来「だけ」というのがポイントです。楽しい過去を思い出すのはもちろんかまいませんが、つらく悲しい過去を思い返しても、あなたの将来にプラスになりません。

つらい記憶を思い出すと、私たちはその痛みやストレスを「今」感じてしまいます。怒りも同じです。頭にきた出来事が起きたのは「過去」なのに、記憶をなぞっていくといつの間にか鼓動が速くなりますよね。

過去に感じた痛みを、今あえて再び感じる必要はありません。記憶は思い出すたびに強まり、変わります。つらい記憶を思い出しても痛みを軽減するどころか、傷口を広げてしまうのです。

この脳の特徴を逆手に取って「見たい未来だけを見る」ようにすれば、今度は上昇のスパイラルに乗れます。

感情美人になったあなたは、どんな生活を送っていますか？　友達やパートナー、家族とはどんな会話をしているでしょう。どんな夢や目標を実現していますか？

その様子を想像し、簡単な文章でいいので書いてみましょう。ポイントは、**未来のことを、それがもう実現しているかのように「現在完了形」で書く**ことです。

たとえば「○年後には優しくて経済力もある男性と結婚できて、楽しい家庭を築けていますように」ではなく、「2017年、心から信頼できる夫と愛に溢《あふ》れた家庭を築いていて、とても幸せな毎日を過ごしている」と書きます。

書くときは「経済的」「地理的」「能力的」な制約をすべて取り払ってください。あなたがそれを実現するために必要な力をすべて持っているとして、自由に書きます。

私たちが普段目にしたり耳にしたりする情報量は、一日およそ34ギガバイト。単語に直すと約10万語にもなります（2008年、米国での調査より）。それをいちいち覚えていては支障が出るので、情報をふるいにかける必要があります。

そこで「自分にとって何が必要なのか」、計画表を書いて未来からの距離を逆算するのが、ゴールへの近道になります。

［感情美人になる心構えその③］

被害者意識を捨てる

感情美人になる心構えその③は、①と②に比べてぐんと難易度が上がります。

それは、**「被害者として生きるのをやめる」**ことです。

自分の中のつらい過去を掘っていくと、ぼんやり見えてくるものが2つあります。それは「原因」と「犯人」です。ちなみにそれが真実かどうかはかなり怪しいのですが、あなたの脳はそれが真実だと思い込んでいます。

原因と犯人がわかると、こんな気持ちが湧いてきます。

「会社をリストラされたせいで、今の私はこんなにつらい目にあっている」

「旦那が浮気をしたから、私はこんなに苦しんでいる。傷つけられた私の結婚生活は不幸だ」

そして私たちの心には、感情をコントロールするうえで厄介な**「被害者意識」**が出てきます。

何十年も生きていれば、どうしようもない理不尽な目にあったり、恩を仇《あだ》で返されるような仕打ちを受けることがあります。すると当然「自分は悪くない。悪いのは向こうだ！」という思いが出てきます。一見、自分を守っているようなこの被害者意識が、実は自分をとことん苦しめてしまうのです。

この思いでいっぱいになると、自分の「感情のハンドル」を第三者や出来事に譲り渡してしまいます。相手が出方を変えるたびに、こちらの感情も大きく揺さぶられ、幸せになるのも不幸になるのも、すべて相手の言動に支配されてしまいます。

「**自分の人生で起こることには、１００％自分で責任を持つ**」と腹をくくってください。

今のあなたの状況は、自分がしてきた何百という選択の積み重ねの結果です。何か他のせいにしようとするなら、それはあなたがしてきた選択が間違っていると言っていることにもなります。

自分の人生で起こることに１００％責任を持つという言葉に、納得がいかなかったり抵抗を感じる方もいるでしょう。でも、「私は被害者でかわいそうな人間だ」と思い続けて、幸せを感じることができるでしょうか。

抵抗する限り、受け入れることはできません。どんなひどい現実でも、それを事実として受け入れて初めて前に進めます。

もちろん、不当に権利が侵害されたら闘うべきですが、裁く仕事は裁判所にまかせましょう。相手を裁こうとすると、自分の心を消耗します。

すべてを引き受けるというのは、とても勇気がいることで、最初からできる人はいません。ですので、まず初めに口グセから変えてみませんか？

被害者意識が強い人は「**どうして**こんなことが起こったの！」「**なんで**あなたは私の気持ちをわかってくれないの！」など、「なぜなぜ」と相手に問い続けます。

一方「人生を自分の足で歩く」と決めた当事者意識を持った人は、「この状況から**何が学べるだろう**」「**どうしたら**問題を解決できるだろう」と「何を」「どうしたら」と自分自身に問いかけることができるのです。

困難に直面したとき、まずは**「なぜ」から「どうしたら」に口グセを変えてみる**のも、あなたの意識を変える手伝いをしてくれます。

感情美人になる心構え　まとめ

- 感情をコントロールすると「決める」
- 見たい未来だけを見る
- 被害者意識を捨てる

第1の扉
怒りの正体を知る

怒ることは誰でもできる。
それは簡単なことだ。
しかし、正しい人に、正しい程度に、正しい時に
正しい目的、正しい方法で怒ること
それは簡単ではない

アリストテレス
（ギリシャ　哲学者）

怒りって何？

第1の扉では、知っているようで知らない「怒り」の基礎知識を身につけましょう！

誤解している人も多いのですが、怒りはあなたの「敵」ではありません。やっつけたい・なくしたいと思わなくて大丈夫です。後述しますが、「怒り」は喜びと同様、人間にとってはなくてはならない感情なのです。

怒りを感じても、自分を責める必要はありません。**あなたのゴールは怒りをなくすことではなく、上手にコントロールできるようになること**です。

まず、怒りを感じたときの体の反応を見てみましょう。

怒りを感じると鼓動が速くなり、大声を出したり物に当たりたくなったり、とにかくじっとしていられなくなります。

怒りや恐怖を感じると、その瞬間、脳の中では扁桃体《へんとうたい》という脳内の火災報知器のような部分が非常ベルを鳴らし、脳全体に警報を発します。そして心臓の鼓動が速くなり、筋肉の血流量が増えて、相手と「闘うのか」「逃げるのか」すぐに対応できる状態になるわけです。

そしてこの反応があるおかげで、私たちはいろいろな危機から自分の身を守っています。つまり怒りがなくなってしまうのは、それはそれで大きな問題なのです。

怒りで美と健康が台無しに

時間を使ってでも、怒りをコントロールする方法を身につけなければならない理由はただ一つ。怒りに振り回される人生は、あなたにとってものすごーく損だからです。

怒りは人間関係だけでなく、美容と健康にもいろいろと悪影響を与えてしまいます。

強い怒りを感じると、呼吸が浅くなって血が全身を駆け巡るように感じます。これは脳からノルアドレナリンというホルモンが分泌されるせいで、血管を圧縮するので突然死や高血圧にもつながります。

米オハイオ大学の研究チームは、98名を怒りっぽい人とそうでない人に分け、被験者の上腕に軽いやけどを負わせました。その後8日間、皮膚の回復状況を観察したところ、やけどの回復に4日以上かかる人の数は、怒りを抑制できない人ができる人の4倍に上りました。

怒りはアドレナリン、ノルアドレナリン、コルチゾールなどのホルモンレベルを上昇させます。特にコルチゾールはストレスホルモンとも呼ばれ、怒りやストレスによって大量に分泌されると体の免疫システムを弱らせるので、感染症にもかかりやすくなってしまいます。

さらに、ストレスホルモンによって抗酸化酵素の働きが弱まるので、老化の大敵である活性酸素が増え、しみ・しわ・肌荒れ・吹き出物など女性にとっては泣きたくなるような肌トラブルの原因にもなってしまいます。

怒りに火がつくタイミング

次のキーワードは「いつ」。あなたにとって、怒りに火がつくタイミングはいつでしょう?

こんな場面を思い浮かべてください。電車の座席に座っていると、目の前にマタニティマークをつけた女性がやってきました。あなたは席を譲りますか?

妊娠初期は体調も安定せず、本当に大変です。なので、ほとんどの人が妊婦には席を譲るのでは?　と思うのは大間違い。実際、マタニティマークを見ると強い苛立《いらだ》ちを感じる人がけっこういます。「こっちだって疲れてる」「具合が悪いなら出歩かなければいい」「マタニティマークは印籠《いんろう》かよ！」というのがイラつく人たちの言い分です。赤ちゃんが欲しいのになかなか妊娠できない女性にとっては、当てつけや幸せ自慢に見えるかもしれません。

一方、「妊婦には優しくすべき」という視点から、私が妊娠2カ月目に体験した話をします。その日都内から乗車した上越新幹線はとても混んでいて、私は車両ドアのそばに立っていました。すでにつわりが始まっていたので、揺れる車内は実につらい空間。そんなとき、車両から20歳くらいの女性が出てきました。

けれど私が妊娠しているとは知る由《よし》もない女性は、再び自動ドアを通って座席に戻りました。それから3分ほど経《た》ったでしょうか。先ほどの女性が、もう一度出てきたのです。すると私に向かって「妊娠されていますか？」と聞くではありませんか！当時はお腹も出ておらずマタニティマークさえつけていなかったのですが、たまたま駅ビルで買った妊婦用の雑誌が、白いビニール袋から透けて見えていたのでした。女性はそれに目を留め、私に声をかけてくれたのです。

「妊娠している女性が目の前に立っていた」という**出来事は一つなのに、人によって**

「怒りを感じるか感じないか・親切にすべきかどうか」が分かれます。これは、人それぞれ違う価値観を持っているからです。そしてその**価値観が目の前で裏切られたとき、怒りを感じます。**

ここではわかりやすいようにマタニティマークの例を挙げましたが、私たちは朝起きてから寝るまでに何百という価値観をベースに生活をしています。その価値観を相手と共有できるなら衝突は起こりませんが、ズレていたりすると怒りの導火線に火がつき始めます。

あなたは、妊婦が目の前に立っていたら席を譲るべきだと思いますか？

まずは自分の価値観を知る

怒りをコントロールするには、まず自分がどんな価値観・こだわりを持っているのか知ることが大切です。

朝起きてから夜寝るまで、自分がどんな価値観を持っているか紙に書き出し、家族や友人、職場の人と一緒に比べてみましょう。文末に「〜するべき」「〜するべきではない」「〜なはずだ」といった言葉を補うと簡単です。**自分の価値観は、裏を返すと怒りの着火ポイントです。**何かひと声かけたり、ちょっとした行動でイライラを避けられそうだったら、先んじてトラブルを回避してみましょう。

「価値観を知る」ということで、以前友人がこんな話をしていました。

「さっきスーパーで炭酸飲料を買ったら、レジの人がそのペットボトルを横にしてカゴに入れたの！　炭酸は立てるでしょう⁉　横にしたらおいしく飲めないじゃん！」

レジ係の人も大して考えずに横に入れたのでしょう。それでお客さんがこんなに怒っているとは夢にも思っていないはずです。ここでもし、自分のこだわりや価値観を冷静に把握していたら、レジ係の人に「炭酸は立てて入れてください」と声をかけることで丸く収まりますね。

出来事ではなく意味づけが怒りを生む

怒りは、出来事そのものからは生じません。それにどういう「意味」をつけるかで、怒りの感情が湧いてきます。

感情がどうやって生まれるか、ものすごくシンプルに解説します。

1 出来事が起こる
2 それが自分にとってどんな意味があるのか考える
3 うれしい・悲しい・つらい・怒りといった感情が生まれる

ポイントは「2」の「意味づけ」です。感情のコントロールが上手な人と下手な人の違いは、「出来事にどんな意味をつけているのか」の違いです。

怒りを感じるときは、大抵の人は「意味づけ」のところで「事実」から離れていってしまいます。相手の心を真逆に読んだり、「すべておしまいだ！」と白か黒かの極端な結論に一足飛びになってしまうので、感情が爆発してしまいがちです。

たとえば、上司が部下を信頼しているからこそ叱責したのに「上司から嫌われてしまった。もうこんな人いやだ！」と思ったり、病気療養中の家族が隠れてちょっとだけ好物を食べているのを発見して、「こんなもの食べたら体に悪いって何回言ったらわかるの!?」と我を忘れて怒鳴ってしまったり……こんなときは、事実と照らし合わせて冷静に自分の思考を整理してみましょう。

三角錐《さんかくすい》も底から見たら丸、横から見たら三角、上から見たらとんがった頂点が見えるといった具合に、どこから見るかによって見える形が変わります。

自分が不愉快になっているときは、自分の捉え方が偏っていないか考えてみてください。

怒りは「身近な存在」に強く出る

次に、「怒り」の一番残酷な特徴をお伝えします。

怒りは身近な存在の人に強く出てしまいます。特に向かいやすいのが「家族」です。

そして何を隠そう私自身が、家族に激しい怒りをぶつけていました。

家族へぶつけた怒りの代償として、私は未《いま》だに罪悪感を背負っています。「過去を見てはいけない」と偉そうなことを書いている今でさえ、特に天国にいる両親へは「なんてひどいことをしてしまったんだろう」という気持ちがふとした瞬間に湧いてきます。

この世で一番大切にしなければならない家族に、どうして怒りをぶつけてしまうのでしょう。

それは**「家族なら、私のことをわかってくれて当然」「私が強く言えば家族の価値観を変えられるんじゃないか」「家族なら許される」という思い込みがある**からです。

家族といっても以心伝心で気持ちは伝わらないし、同じ屋根の下に何十年も一緒に住んでいても、価値観が同じとは限りません。

変えられないものを「変えてやる！」と思うと、さらに怒りが湧いてきます。「家族でも、人の価値観は変えられない」という前提に立って、自分や家族の気持ちと向き合うのが大切です。夫、子どもなど家族への怒りについては、第7の扉でも対処法と合わせて解説します。

怒ることを決める

あなたは一日何回怒るか、数えたことがありますか？

今から6年前、たった一人で赤ん坊の世話と父の介護、離婚裁判のストレスを抱えていた私は、一日中ずーっと怒っていました。

あまりに疲れるので、自分は一日に何回怒っているか、数えたことがあります。

朝10時くらいにスタートしました。すると早速娘が食べていたおやつを床にまき散らしたのでイラッとしました。今度は宅配サービスの注文書を確認していたら、父がなぜか目覚まし時計を3個も注文していたのを見つけました。「こんなに目覚まし時計買ってどうすんのよ！」とカチンときて、理由を聞くと「３つ必要なんだ」と言うのでブチ切れてしまいました。そんなこんなで1時間のうちに数回怒っているとわかり、恥ずかしながら、そこでいやになってやめてしまいました……。

1時間に5回×一日の活動時間を16時間とすると、単純計算で当時の私は一日80回も怒っていたことになります。「まさか！」と思う方もいるかもしれませんが、育児や介護をされている方にとってこの数字はリアルなはずです。一回怒ってその怒りが控えめな数字で2分くらい続いたとすると、実に一日のうち2時間40分も怒っていることになります。これが健康にいいはずがありません。

怒りをなくす必要はありませんが、出来事にいちいち反応していては身が持ちません。まずは「怒ること・怒らなくていいこと」を決めましょう。

皆さんは、何に対して「これは怒りを伝えなければ！」と思いますか？　逆に、何に対して「よく考えてみれば、あんなことで怒らなくてもよかったな」と思うでしょうか。

もし判断に迷ったら、伝えることで「あんなこと言って悪かったな」という「罪悪感」や「あんなこと言うんじゃなかった！」という「後悔」を感じるものは、「怒らなくていいこと」に分類しましょう。


振り返ってみると、意外とどうでもいいことにカチンときていませんか？

ちなみに、最初は「怒ること」を3つくらいに絞るのがお勧めです。怒りの耐性がまだあまり高くないうちに項目を増やすと、結局何を怒りたかったのかがわからなくなってしまいます。


分類したら、「怒ること」に入れた項目は**「冷静に、丁寧な言葉で」相手に怒りを伝えてください。**あなたがギャーギャーわめくより、落ち着いて理路整然と意見したほうが相手も聞く耳を持ってくれます。

そして「怒らなくていいこと」に入れた項目は、後述する「コツ」をつかんで受け流せるようにしていきます。

「怒らなくていいこと」でカチンときたら、「あ、そうだ。私はこれをもう怒らないって決めたんだ」と思い出してくださいね。

第1の扉　怒りの正体を知る　まとめ

- 無駄な怒りは美容と健康に悪影響を与える
- 怒りは人間にとって必要な感情なので、なくそうとしなくて大丈夫
- 自分の価値観が裏切られたときに、怒りを感じる
- 出来事にどんな意味を持たせるかで、感情が決まる
- 怒りは家族に一番強く出る
- 「怒ること・怒らなくていいこと」を整理する

第2の扉
あなたの怒り方タイプ別対策

敵のために暖炉を熱しすぎて、
おのが身を焦がさぬように

シェークスピア
（イギリス　劇作家）

第2の扉では、4つの怒り方タイプとその対策について見ていきましょう。

特徴を見て、自分はどのタイプかチェックしながら読んでください。

ちなみに「どのタイプだから悪い」ということではありません。あくまでこんなクセがあるから気をつけよう、という捉え方で大丈夫です！

一瞬にしてブチ切れ！タイプ

［特徴］

- カチーン！と思った瞬間、怒鳴っている
- カッとなって物を壊したことがある
- 一旦怒ると（自分も含めて）、誰もあなたを止められない
- さっきまでおとなしかったのに、きっかけがあると別人のように激しく怒る

- 怒ると、普段使わないようなヤンキー言葉になる（「フザけんなテメェ！」「うるせぇ！」など）
- ハンドルを握ると人格が変わる

「一瞬にしてブチ切れ！」タイプは、怒りに火がついてしまうと一瞬にして周りを焼き尽くすような激しい怒り方をします。

一瞬にしてブチ切れ！タイプ対策①

怒りの日記&点数づけを習慣化する！

このタイプは「激オコか」「平静か」のどちらかでいることが多いので、まずは「怒りのレベルには幅がある」ことを意識してみましょう。

まずは何に対してイライラするのか、怒りの『内容』と『強さ』を「見える化」します。

簡単な日記を書く要領で、頭にきたことを書いてみます。そして、0点を心穏やかな状態、10点をこれ以上怒れない状態として怒りに点数をつけます。シンプルだけどすごく効果的で、怒りのコントロール方法といえばコレが王道です。

(例)

ファミレスの店員が、注文を通していなくて45分待ちぼうけ(6点)

夫がフェイスブックで元カノとフレンドになっていた(8点)

見知らぬ小学生に「おばちゃん」と言われた(2点)

余裕があれば、怒った日時や場所・自分が取った行動なども書いてみましょう。この要領で2~3週間続けると、自分がどんなシチュエーションで怒るのかパターンが見えてきます。

この記録をつけていくと、似たようなことで怒っているのに、点数にばらつきが出

怒りの日記 & 点数づけ 例

日時	2015年1月28日
出来事	定時に上がろうとしたら、営業担当がデータの入力を頼んできた。
思ったこと	今日は友達と予定があるのに、定時間際に頼むなんてどういう神経してるの!?
相手にしてほしかったこと	せめてこちらの都合も聞いてほしかった。定時間際に仕事を振らないでほしい。
点数	5点

てくるときがあります。この「差」が出てきたときが怒りのレベルを下げるチャンスです。

たとえば、「3日前は電車で足を踏まれて5点をつけたけど、今日はなぜか2点だった」という場合。こんなときは「2点で落ち着く日があるなら、5点という怒り方は強すぎたかな。2点っていう日があるなら、今度から2点くらいでいこう」と考えるようにしてください。

こうして点数づけをしてみると、怒りの点数の平均値が徐々に右肩下がりになり、早い方だと1週間くらいで効果を実感できます。

もう一つ、応用編にチャレンジです。書き終わったら、

「自分以外の人は、この出来事に同じ怒りの点数をつけるだろうか」

と考えてみてください。

私が幼稚園の保護者向けに講演したときです。ある女性がこう発表してくれました。

「3歳の息子と買い物に行って、駐車場まで戻ったら『やっぱりジュース欲しい』と言うので、仕方なく店の入り口に戻ると、『やっぱりいーらない！』と言われて9点！」

すると周りの方も「わかる、わかる！」と笑っていたのですが、果たしてここに20代の若い独身男性がいたら、同じく9点をつけるでしょうか？

怒りを感じると「私、こんなに怒ってるの！」「私が正しくて、向こうが間違って

るの！」と無意識に**自分の怒りを正当化**したくなってしまうので、**自分の怒りには高い点数をつけがち**です。

自分がつけた点数には、客観的に見て妥当性があるかな？ と振り返ってみてください。

✚一瞬にしてブチ切れ！ タイプ対策②

今ここにいる目的を考える

もし、カチン！ と沸点が上がりそうな出来事にぶち当たったら、**あなたが今この場所にいる「本来の目的」**を考えてみましょう。

電車に乗っているなら、「どこかに行く」のが目的なはずです。足を踏まれて相手をにらみ返したり、肘で押し返したりする復讐が目的ではありません。「ここでキレて、私のゴールに近づくメリットはあるのかしら？」と考えると、冷静さを取り戻せます。

怒って意味があるなら怒ってけっこうですが、実際ほとんどの出来事は相手につっかかる意味がなく、受け流したほうが何倍も得ですよ。

＋一瞬にしてブチ切れ！　タイプ対策③

どうしようもない強い怒りに襲われたら、その場を離れる

相手をぶん殴りたくなるほどの強い怒りを感じたり、相手が暴力をふるいそうな興奮状態になっていたら、とにかくその場を離れてください。

怒りを扱ううえでは、「逃げるは上策」です。チキンなヤツ！　と言われようがかまいません。あなたが怒りの渦に巻き込まれないようにするため、そして何より身の安全を守るために、相手の挑発や自分の怒りに乗っからず、その場を離れます。

特に運転中は一気にボルテージが上がりやすくなるので、要注意です。

米ABCニュースでは、その名も「ロードレイジエピデミック（運転中の憤慨流行病）」というタイトルで、運転中のトラブルによって年間1000人も亡くなっている（米国運輸省調べ）と紹介しています。

映像では、割り込まれたことに逆上した中年男性が銃を取り出し、それを見た相手方の2人の若い男性からボコボコに殴られる場面や、弁護士と退職した警官がハイウェイで取っ組み合っている様子などいろいろ紹介されています。運転する皆さんは、間違っても割り込まれたからといって相手を煽《あお》ってやろうとか、噛《か》みついてくる相手の喧嘩《けんか》を買ったりしないでください。

一旦その場を離れたほうがよい目安は、自分の鼓動がドキドキ速くなって、それがしばらくたっても元に戻らなくなっているときです。

怒りがフツフツ煮えたぎっている状態では、冷静な話し合いなどはできず、話せば話すほど問題の本質から遠ざかっていきます。

それから、話し合いをしていてその場を離れるときは、相手にどれくらいしたら戻るかも伝えましょう。離れている間は散歩したり音楽を聴いたり、なるべくリラックスするようにします。たとえば、育児中ストレスでイライラした場合、赤ちゃんを安全なサークルなどに入れて、ゆっくりお茶を飲んでひと休みしてください。

一瞬にしてブチ切れ！タイプ対策　まとめ

- 頭にきた内容を書く＆怒りの強さを点数づけ
- 今ここにいる目的を考える
- どうしようもない強い怒りに襲われたら、その場を離れる

しょっちゅうプンプン！ タイプ

［特徴］
- 読んで字のごとく、怒ってばかりの人。一日に何回もイライラするタイプ
- 他の人は平然としているのに、気づいたら自分だけ怒っている、という人も要注意
- 「怒り」以外のネガティブな感情も溜まっている

「怒り」はムカーッという感情だけだと思われがちですが、他のネガティブな感情が溜まりに溜まって「怒り」として表れるケースがほとんどです。ネガティブな感情がいつもいっぱいの人は、ちょっとした刺激にも怒りで返してしまい、結果的にしょっ

ちゅうプンプン怒ってしまいます。

しょっちゅうプンプン！ タイプ対策①

怒り以外のネガティブ感情に気づく

もし自分が「怒りっぽくなっている」と思ったら、怒り以外にどんな感情が心に潜んでいるか考えてみましょう。その感情に向き合うと、怒る回数がかなり減ります。

次のリストの中で、あなたが抱えがちな感情はどれでしょう？

- 不安（特に将来に関しての不安、コントロールできないという気持ち）
- 無視（他の人から注意を向けられていないという気持ち）
- 孤独（自分のために、誰もそばにいてくれないという気持ち）
- 不十分感（自分にはまだ何か足りないという気持ち）
- 恥ずかしさ（馬鹿にされた、虐げられたという気持ち）

・罪悪感（誰かに悪いことをした、傷つけてしまったという気持ち）

この他にも、焦燥感・身体的疲労・恐怖感・拒まれている感じ、悲しみなどもあります。

そして**相手に何かを伝えるときは、「怒り」ではなく「心に溜まっている怒り以外の感情」を伝えるのがポイント**です。

たとえば、

「あなたは土日も仕事ばっかり！　家のことも少しは考えてよ！」と言うのではなく、「私は夫婦の時間が持てなくて寂しい」とご主人に伝えてみます。

また、自分が怒りっぽくなっているときは、その奥にある気持ちや体の状態を相手に伝えます。

「疲れているから無口になるけど、それはあなたがいやだから無口なわけじゃないよ」という具合に。

米国の人気歌手アッシャーの歌『Papers（離婚書類の意味を含んでいます）』に「朝から喧嘩して……どっちが正しいか間違っているかもわからない」という歌詞があります。

特に男女のすれ違いは、怒り以外の感情を無視したバトルになっていることが多く、口論するごとに感情の糸がもつれあっていきます。相手の心には怒り以外のどんな感情が隠れているのかな？　自分は何を伝えたいんだろう？　と立ち返ってみてくださいね。

✚しょっちゅうプンプン！ タイプ対策②

軽めの有酸素運動をする

手軽に心のバランスを整えるには「有酸素運動」がお勧めです。

30分ほどの軽いジョギング、水泳などを習慣化しましょう。ランニングマシーンに一日15分乗るだけでも、自制心が向上するといわれています。

有酸素運動を続けると、脳内ではエンドルフィンやセロトニンといった快楽物質が分泌され、とても気分がよくなります。

私たちの攻撃行動の抑止力になるのが、セロトニンの代謝です。ずっと小さな檻《おり》に閉じ込められたマウスは、セロトニンの代謝速度が低下するので異常に攻撃的になります。反対に、有酸素運動などによってセロトニンを活性化すると攻撃性が弱まります。

運動は、「前頭連合野」と呼ばれる、高度な判断や感情のコントロールを司《つかさど》る領域の活動を助けます。

ムシャクシャするときは甘いものをドカ食いするのではなく、家の周りをグルグル歩き回ったほうが頭も体もすっきりします。

しょっちゅうプンプン！　タイプ対策③

脳の仕組みを知って怒りの対象に反射しない！

「しょっちゅうプンプン！」タイプは、いろいろな方向から対策をアプローチしてみましょう。ここでは**「怒りの対象に反射しない」**という練習をします。

「怒り」や「恐怖」は、最初に目などの感覚器で察知されると、その感覚情報の一部は脳内の「古い脳（大脳辺縁系）」にある「扁桃体」に届けられます。扁桃体は、その感覚情報と記憶に深く関わる「海馬」からの記憶情報を統合して、「怒り」「不快」「喜び」などの情動として出力しているといわれています。ちなみに扁桃体を損傷すると、驚きや恐怖の表情を判別できなくなったり、恐怖を感じられなくなります。

この「古い脳（大脳辺縁系）」の暴走を抑えられるのが、古い脳を覆うようにある「新しい脳（大脳新皮質）」という高次認知機能を司る領域です。特に前頭連合野と呼ばれる領域は、計画・推論・判断・意思決定に深く関わっています。あなたのゴール

“新しい脳”が怒りをコントロール

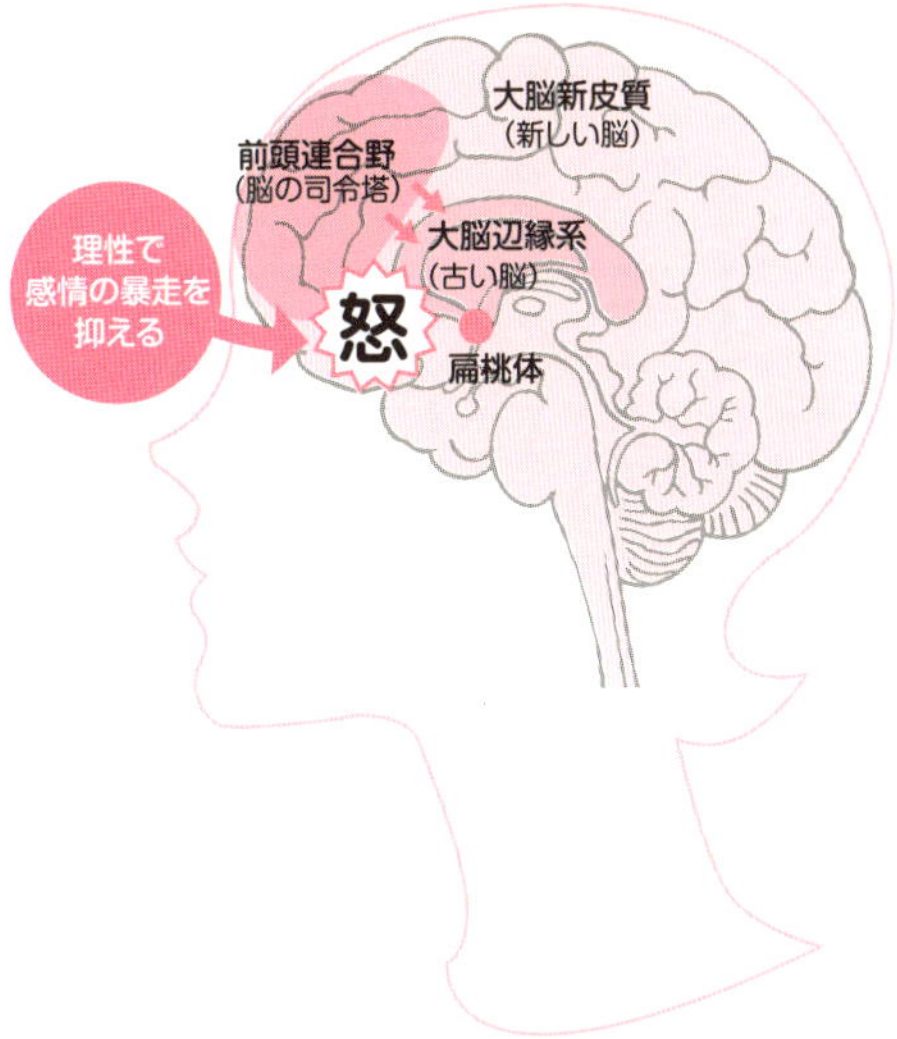

は、暴走しがちな「怒り」を「理性を司る新しい脳（大脳新皮質）」を使って手なずけることです。「この人は何か理由があって怒っているんだろうな」「ここで自分がキレるのは得策じゃないな」と**「論理性・合理性を使って状況を分析できるように」**なってください。

理性を働かせるためには、とにかく**怒りの対象に反射をしてはいけません。**カチン！　ときてもすぐに怒りにまかせたひと言を発さず、まずはひと呼吸置きましょう。

ここでは前もって「**気持ちが落ち着くセリフ**」を用意しておくことをお勧めします。

「明日には忘れてるよ！」

「アホなことに腹を立てるのはやめよう！」

などの簡単なセリフでもいいですし、目の保養になるイケメン俳優の名前を列挙してもかまいません。

ちなみに私が自分に言い聞かせるセリフは、

「これは人生を懸けるのに値する怒りか？」です。

こう問いかけると、「あぁ、私の貴重な人生の時間をこんな人や出来事のために無駄にするのはアホくさい」と思えてきます。

セリフなんて言ってられない！　とすべてが吹っ飛びそうになったら、とにかく「深呼吸」してください。

リラックスに関係する副交感神経が一番活性化するのは、1分間に4～6回の深呼吸といわれています。相手に何か言う前に、4秒で吸って6秒で吐き切りましょう。

ハーバード大学の脳神経科学者のジル・ボルト・テイラー博士は、感情に関係する化学物質が体内に満ちてその痕跡が血流から消えるまで、90秒以内に終わると説明しています。

怒りの反応が誘発され、それに関する化学的な成分は90秒以内に血液中からなくなるので、90秒が過ぎてもまだ怒っているなら、それは「怒りの回路を使い続けるように、自分で選択している」から。怒り続けるか、受け流すか選択できるのはあなた自身です。

「新しい脳」の力である論理性・合理性を使って、むやみに怒りの対象に反射しないようにしましょう。

しょっちゅうプンプン！タイプ対策　まとめ

- 溜まると怒りとして出てくる感情に気づく！
- 軽めの有酸素運動をする
- 理性を使って、感情の暴走を抑える！
- 怒りに反射しないよう、自分を落ち着かせるセリフを唱える
- すべて忘れたらとにかく深呼吸！

いつまでもネチネチタイプ

［特徴］

- 自分をひどい目にあわせた人に、いつか必ず復讐したいと考えている
- ひと晩寝ても、怒りが収まらないときがある
- 過去に起きたムカつく出来事を思い出すと、未だに同じくらいムカつく
- 夫（彼）と喧嘩すると、過去の悪事をすべて並べてしまう
- 「怒りを忘れる＝相手に負けた」気がする

「いつまでもネチネチ」タイプは、一旦怒ると根に持ちやすい人です。

ではここで質問です。「怒り」は最長何年続くと思いますか？

答えは、エンドレス。

「怒り」に終わりはないんです。あなたが「怒るのをやめよう！」と思わない限り、一生ずーっとついてきます。

さらに厄介なのは、「怒りは思い出すたび、事実から離れて自分に都合のいいように脚色され、強まる」という点。

感情は、よく折り畳んだ紙にたとえられます。ムカつく、と一度思ってもすぐに「いや待てよ、私もどこか偏っているかな」と紙を開くイメージを持って考えると怒りも収まりやすくなりますが、「ムカつく！　やっぱ、あいつムカつく！」と繰り返しぶつくさ言っていると、紙にどんどん複雑な折り目がついてなかなか元に戻せなくなってしまいます。

✚いつまでもネチネチタイプ対策①

「記憶は変わる」と自覚する

ずっと忘れられない怒りがある！　と思い出し、怒りから抜け出せない方に、衝撃の事実をお伝えしましょう。あなたの記憶は変わっています。「まさか！」と思う方、こちらの調査を見てください。

9・11の同時多発テロの後、米国で記憶に関する大規模な研究が行われました。回答したのは1495名で、うち546名がニューヨーク市近郊在住。かつては、9・11のような一生に一度遭遇するかしないかの衝撃的な出来事は、何年経ってもその記憶は細部さえ写真のように変化しないと考えられていました。

しかし調査では、逆の結果が出たのです。調査チームは「テロ当時、自分が誰と・どこにいたか」など、被験者に事件が起きた1週間後と1年後に同じ質問をしました。すると1年後、事件直後に自分が答えた内容の37％に変化が見られました。3年後には、この値が43％まで上昇します。

また、「そのときどう感じたか」という**感情に関する記憶はもっと変わりやすく、**1年後で正確に一致していたのは40％でした。

さらに厄介なのは、私たちは**自分の記憶に相当の自信を持っている**ということです。調査では「あなたの記憶の正確さを1（自信がない）から5（すごく自信がある）の5段階で評価してください」という質問もしたところ、被験者の平均値が4（けっこう自信アリ！）でした。

加えて、**私たちは普段ありとあらゆる情報をキャッチしているようで、実はかなり限られた情報しか見ていません。**

1999年に米国で行われた実験では、白いTシャツを着た3名と、黒いTシャツを着た3名がバスケットボールをしている90秒ほどの映像を被験者に見せ、白いTシャツを着ているチームが何回パスをするか数えてもらいました。実は実験の最中にゴリラの着ぐるみが乱入し、カメラの前で胸を叩いたりするのですが、被験者の半数はゴリラの存在にまったく気づかなかったのです。

私たちの知覚には、「見たいものしか見えていない」という選択性があります。

「あのとき、あいつはあんな顔でこんなことを言って私を傷つけた！」と自信満々に思い返す記憶は、実は**真実とはまったく違っている可能性**があります。「絶対忘れない！」と思う怒りは、実は自分がピックアップした限られた情報を、想像力を使ってフルに作り上げた妄想ストーリーかもしれません。

＋いつまでもネチネチタイプ対策②
怒りから自由になった自分を演じる

次の対策では、想像力と演技力が必要です。

想像してみましょう。今抱えている怒りの問題から自由になれたら、あなたは朝どんな気分で目覚めますか？　会社へ向かう足取りはどうでしょう？　嫌いな同僚とは、どんな気持ちで向かい合っていますか？　一日を終え、どんな気分で眠りに就きますか？

イライラの代わりにあなたの心がハッピー一色だったら、どんな一日を過ごすか、自由に書いてみます。

そしてある一定の時間を決めて、そのとおりに「演じて」みます。

たとえば、いつもは必要最低限のことしか会話しない苦手な上司に、話題になっているニュースを話してみる。電車で足を踏まれても、いつもだったら相手をにらみ返しているところを「相手もバランスが取れなかったのね」と受け流してみる。

「演じる」のにはちゃんとした「理由」があります。それは**「感情は体の動きに引きずられる」**からです。

車の前輪と後輪を想像してください。私たちは普段、「気持ち」が前輪でそれに引きずられる形で「体」という後輪が動くと思いがちですが、逆になる場合もあります。つまり体の使い方に引きずられて、感情が生まれるのです。

ラフターヨガ（笑いヨガ）はその典型で、誰も最初から楽しくて笑っているのではなく、体に起きる変化が脳内に変化を起こし、またそれが体の反応につながるので、笑っているうちに本当に楽しくなってくるのです。

また脳内では、「新しい脳」にある前頭連合野という脳の司令塔のような場所が、自分の行動を言葉で説明し「一貫性」を保とうとします。ちょっと落ち込んだときに口角を上げて笑う姿を鏡で見ると、不思議と明るい気分になるのはこのためです。

まずは形から。本心からそう思わなくても大丈夫です。最初は演じていたつもりが、だんだん演技ではなくなっていくことに気づくでしょう。

体の使い方を工夫すると、感情も上手に扱えるようになります。

いつまでもネチネチタイプ対策③

つらいこと・悲しいことは日記に書かない

日記に何を書こうがその人の自由ですが、感情美人になりたいなら「いかに自分が不幸か・つらいか・寂しいか」を延々と書くのは絶対にやめてください。

私たちは、「期待した見返りがない」「私だけがなぜこんな思いをするのか」という不公平さに怒りを感じます。こういう思いを日記に書くと、あっという間に自分が悲劇の主人公になって、**日記の内容が事実と客観性からどんどん離れて、**完全に自分に酔っている状態になります。

しかも日記は、今日書いたらついでに前日書いたものとか、1週間前に書いたものも読み返しますよね。放っておけば忘れそうになっていたことまで思い出すので、「私ってなんでこんなに惨めなんだろう」とまさにネガティブなビジョンボードを毎日眺めているようなものです。

実はこれ、まさに10年前に私がやっていたこと。

結婚当初、夫との間で深刻なトラブルがあり、最初は自分の感情を整理するつもりで日記を書き始めました。でも書いていると「私ってほんと不幸。かわいそう。離婚するしかないわ」と不幸の螺旋階段を真っ逆さまに落ちていったのです。

もう一度やり直したいと思う反面、自分を正当化することで相手を攻撃しようと思っていたのでしょう。その結果、どこに辿《たど》り着いたかというと「離人《りじん》神経症」にかかってしまったのです！

これは「見るものすべてに現実感がなくなってしまう」症状で、半年ほど苦しみました。そしてそれを克服するのに、また約半年。克服には薬が必要だったわけではなく、第一段階として悲劇のヒロイン気取りの日記を書くのをやめたのです。

日記を人生の味方につけたいと思ったら、楽しいこと・うれしかったことだけを書いてください。書くことによって感情は強化されます。つらいことや悲しいことは、過去に置いてくるのです。

✚いつまでもネチネチタイプ対策④

「今・この瞬間」に意識を戻すトレーニング

ネチネチタイプの人は、過去を振り返っては怒りを蒸し返し、未来を見ては仕返しを考えてしまいます。

意識が過去未来に暴走し始めたら、自分の意識を「今・この瞬間」に戻してあげるのがとても大切です。私たちは過去に起こった出来事を思い出しては怒り、未来に起こるかもしれない出来事を思い煩って、すぐに意識を「今」から遠ざけてしまいます。

「意識を今に集中させる」のは、元を辿ると禅の思想に行き着きます。これが欧米でブームになり、日本には今「マインドフルネス（今・ここにある状態）」という言葉で逆輸入されています。

「今」を意識する一番簡単な方法は、「呼吸」に集中することです。楽な姿勢で座り、軽く目を閉じてゆっくり呼吸をしてみます。

息を吸いながら　吸う息に意識を向けます
息を吐きながら　吐く息に意識を向けます

慣れていないと最初はぎこちなく感じるかもしれませんが、それでかまいません。1分も続けると、だんだんとスムーズになるのに気づくでしょう。お腹に手を当てると、より深く呼吸ができます。私がよくやるのは、息を吸うときは幸せやエネルギーを体に入れるイメージで、吐くときはドロドロした怒りや不安を一気に吐き出すイメージで呼吸します。

呼吸に意識を集中すると、私たちが生きているのは「今・この瞬間」しかないと気づきます。そうすると、生かされている命が本当に愛しくなってくるものです。

私たちが前に進むには、あえて立ち止まる必要があります。

毎日膨大な情報に囲まれ、多くのタスクをこなさなければいけないプレッシャーに追われていると、「自分はここで本当は何をすべきなのか」道を見失ってしまうのです。そんなときこそ、あえて止まってみてください。

禅では、「マインドフルネス」を意識するために「鐘の音」が使われます。定期的にゴーンと鐘が鳴ると、そこにいる人たちは一旦自分の作業の手を止めて、呼吸に集中します。

フランスにある「プラムビレッジ」という瞑想に取り組める施設が運営するサイトでは、鐘の音が無料でダウンロードできます（「マインドフルクロック」のページhttp://marcusmoeller.github.io/mfc/）。

これをダウンロードすると、パソコンから「ゴーン」と鐘の音が聞こえてきます。鳴らす間隔や音量も調整できて、私は1時間に1度鳴るように設定しています。これが聞こえたら、パソコンの作業をちょっと中断してゆっくりと深呼吸します。オフィスだと難しいかもしれませんが、意識を「今」に戻す習慣を無理なく実践できますよ。

もう少し上級編に進みたい方は、「瞑想」も効果的です。カリフォルニア州立大学ロサンゼルス校にはマインドフルネスセンターがあり、欧米の研究機関でその治癒効果などが科学的に実証されています。

たとえば、乾癬《かんせん》（皮膚の病気の一種）の患者を2つのグループに分け、光治療を行う際に一方は通常どおり、もう一方のグループにはメディテーションのCDをかけながら同じ治療を行いました。するとCDを聴きながら治療したグループは、皮膚の改善のスピードが3倍も早かったそうです。

また瞑想すると、意思決定や感情コントロールの司令塔である脳の前頭連合野の血流量が増えるので、情緒の安定に非常に有効です。そして、年をとると、誰でも脳の働きが衰えてきてしまうのですが、瞑想を習慣化している人の脳の働きはあまり衰えません。瞑想は脳のアンチエイジングにもなるのです。

呼吸などを通して意識を「今」に集中すると、私たちを悩ませる怒りや不安、寂しさは外からやってくるものではなく、自分自身の中から湧き上がる感情だと気づくでしょう。

いつまでもネチネチタイプ対策　まとめ

- 「記憶は変わる」と自覚する
- 怒りから自由になった自分を演じる
- つらいこと・悲しいことは日記に書かない！
- 「今・この瞬間」を意識する時間を持つ

一人でモンモンタイプ

［特徴］
- 人から何か頼まれると断れない
- 人の意見は、自分の意見より尊重すべきだと思っている
- 自分の時間とエネルギーを他人のために使い、結局自分のやりたいことや仕事が後回しになることが多い
- 前に世話になったことがあるからと、相手の無理を受け入れてしまう
- 批判や悪口を言われると、とても気にしてしまう

友達にお金を貸して返ってこなかったら「返して」と言えますか？　「ランチ代返

してなんて言ったら小っちゃい人間だと思われるかな。気まずくなるかな」と考えてしまう方は、モンモンと怒りを溜め込みやすいタイプかもしれません。
「一人でモンモン」タイプの方は、よく言えば人当たりがよくて優しい人。悪く言えば必要なことを相手に伝えられず、自己主張がない人で、総じて怒りを溜め込みがちになってしまいます。

一人でモンモンタイプ対策①

なぜ自分の意見を伝えられないのか整理する

日本では「自分を主張する」というとあまりいいイメージがないのですが、「私はここまでなら力になれる」「申し訳ないけど、ここから先は難しい」と**「自分を尊重する線」を持つのはとても大切**です。他人の気持ちを思いやるのと同じくらい、自分の気持ちも大事にしてください。次の質問に答えてみてください。

1 どんな「自分を大切にする線」を引くといいでしょう？

（例）義母に、平日の夜にアポなしで家に来ないでほしい。

2　線を引けない理由はありますか？

（例）総菜を持ってきてくれるし、断ったら悪い気がする。

3　線を引くメリット・デメリットは何でしょう？

（例）メリット：平日は義母がうちに来なくなる。イライラしなくなる。

デメリット：「来ないで」と言ったら、嫌われそう。

4　線を引かないと、どんなことが起きるでしょう？

（例）この先何年も相変わらずアポなし訪問されて、疲れていても休めない。

5　もし線をまったく持たない人がいたら、どう感じますか？

（例）何か困ったら、とりあえずこの人に頼もう。都合のよい人。

注意点は、3番目の「デメリット」と4番目の答えです。これはあくまで推測なので、心配しているようなことは実際には起こらない場合が多いのです。

私にとっての大きな線は「娘との時間」です。これを引き受けたらバランスが崩れるかな、と思ったときは、お詫《わ》びを添えてリクエストをお断りさせていただいています。自分が一番大事と感じるものを、最優先にするのです。**自分にイエスと言うには、相手にノーと言う必要があります。**

言葉は悪いのですが、世の中「できないと言った者勝ち」というのはある意味、本当です。

あの人ばっかり楽して……と思う前に、自分のリクエストを相手に伝えているか振り返ってみてください。断られたほうも、あなたが思うほど気にしていないものですよ。

＋一人でモンモンタイプ対策②
嫌われても平気！ マインドを作る

「こんなこと伝えたら、相手に嫌われるかな」「自分勝手なヤツって思われるかも」と他人にどう思われるかを気にして、言いたいことを我慢してしまう人も多くいます。

誰だって、できることなら誰にも嫌われたくはありませんよね。でも、「イヤーッ」と耳を塞《ふさ》ぎたくなる事実をお伝えしますね。

あなたはすでに、誰かに陰口を叩かれています。

嫌われることにアレルギーを感じている方、がっかりしたらゴメンなさいね。あなたも私も誰かからは必ず嫌われているんですよ。

普段から周りに気を使って、優しく明るく振る舞っているのに、まさか！　と思うかもしれませんが、誰にも嫌われない人・悪口を言われない人なんていません。

他人の言葉を気にする人は、「人の評価＝自分の評価」になりがちです。人から「すごいね」と言われれば自分はすごい！　と思えるし、「最低だね」と言われれば自分は本当に最低だと感じてしまいます。そうではなく、自分の評価はあくまで自分でしていいのです。

あなたの一挙手一投足をどうするか、周りの全員の許可を取る必要もなければ、好感を持ってもらう必要もありません。

「いい人でいなければ」という考えにこだわりすぎると、他人の気持ちや都合に敏感になりすぎて、ストレスや怒りを溜め込みがちになってしまいます。自分を一番大切にしてあげてください。

「嫌われても平気！」マインドを作るには**「自分はありのままで価値がある」**という自己肯定感を育てるのが鍵になります。こちらは第6の扉でも詳しく解説します。

一人でモンモンタイプ対策　まとめ

- なぜ自分の意見を伝えられないのか整理する
- 嫌われても平気！　マインドを作る

第3の扉

孤独を飼いならす

真の幸福は
孤独なくしてはありえない。
堕天使が神を裏切ったのは、
天使たちの知らない孤独を
望んだために違いない

チェーホフ
（ロシア　作家）

「怒り」の下に「孤独感」を抱える女性、実はけっこう多いのです。

しかーし、女性にとって孤独と向き合うのは実につらいこと。なぜなら脳のレベルで孤独をとことん嫌うようにできているからです。

第3の扉では、孤独の取り扱い方をご紹介します。孤独を盾に攻撃してくるオンナほど、重たい生き物はいません。

女性が孤独を恐れる理由

「ねぇ、一緒にトイレ行こうよ」

これは男性には理解に苦しむ行動ですが、女性なら誰でも学生時代に経験がありますよね。大人になっても、会社でランチを食べる専用スペースがある場合は、昼休みになっても全員が揃うまでお弁当を食べてはいけない暗黙のルールがあるのに、それを破って白い目で見られた話などよく聞きます。

女性にとって、自分が入っているグループ（学校・職場・近所・ママ友）から仲間外れにされるのは耐えがたい苦痛です。この理由をホルモンレベルでお話ししましょう。

女性は10代になると、脳の中のおしゃべりの回路が活性化されます。そして限られた仲間と秘密の噂話でもしようものなら、ドーパミンとオキシトシンという快楽ホルモンが溢れます。この2つのホルモンレベルが上がるのが、女性特有のエストロゲンというホルモンが上昇する思春期と重なるので、その頃から、「誰かと一緒にいる」「仲間とつながっている」のが快楽になっていきます。

逆に女性にとって、「グループから外される」「一人ぼっちになる」というのは大ピンチ！　「ぼっち」になると、脳では快楽ホルモンレベルがガクンと落ち込み、代わりにストレスホルモンのコルチゾールが上昇します。

一方、男性は思春期からテストステロンというホルモンの値が急激に高くなり、これが会話への関心を低くするといわれます。たとえばママ友同士の「あいさつされなかった」「旅行のおみやげを自分だけもらえなかった」などのトラブルは、男性なら「そんなのほっとけよ」と受け流せるのですが、女性にとっては死活問題に感じてしまうのです。

太古の昔にさかのぼると、男性が狩りをしている間、女性はコミュニティーの中でお互い役割分担をしながら子育てをしていましたから、その中では「コミュニティーの中の拒絶＝一巻の終わり」というのも理解できます。

でも、現代では一つのコミュニティーに拒絶されたからといって、それが人生の終わりではありません。一人でいても飢えませんし、見渡せばあっちこっちに他のコミュニティーがあります。

以前、「幼稚園のママにあいさつしても無視する人がいて、怖くてお迎えに行けなくなった」という人がいました。特に女性の場合、孤独を感じるとそれをサポートするかのようなストーリーを、勝手に妄想して作り出すクセがあります。

「あの人が私を嫌っているということは、もうこの幼稚園のママたちとはうまくやっていけない。私って本当にダメな人間」といった具合です。そんなときは「あの人に嫌われても他の人と仲よくすればいい。心の狭い人はかわいそうだな～」とチクッと毒を吐きつつ、平気な顔をしてお迎えに行けばいいんです。

両親も兄弟も夫もいない私

「自分こそ一人ぼっちだ」と思っている方、多分この本を書いている私よりは、孤独じゃないと思います。

私にとって孤独は、影のように人生に寄り添っています。

私に祖父母の記憶はなく、兄弟姉妹はいない一人っ子で、母親を23歳のときに、父親を34歳のときに亡くしました。離婚したので、私の唯一の身内は娘だけ。なんだ、娘がいるじゃないかと思っている方、シングルマザーだからこそ感じる孤独もあるんですよ。

別居して実家に戻った数日後、隣の市にある大きなショッピングモールに行ったときのことです。ちょうど12月で、ショッピングモールでは大きなツリーの下でたくさんの家族連れが子どもと一緒に写真を撮っていました。

ママがいて、パパがいて、楽しそうにはしゃぐ子どもがいて……みんな、なんでそんなに楽しそうなの？　って思いました。一人ベビーカーを押している自分が惨めで仕方なかったんです。

大人の事情なんてわからない娘は、大きなツリーを見て大喜び。

赤ちゃんは大勢の笑顔に囲まれてこそ幸せなんじゃないか、という思いが、よけい私の心をえぐりました。

どうしてみんなに当たり前にあるものが、私にはないんだろう、もっと率直な言葉を使えば、みんな私と同じ孤独を味わったらいい！　とさえ思っていました。

孤独感を克服する鍵は「未来」にある

ここまで落ちることはないというところまで落ちると、人間は意外な強さを発揮するものです。私の場合、前を見るきっかけが自分自身への「宣言」でした。

「孤独には怯《おび》えない」「恐怖には振り回されない」「不安には取り乱されない」と「決心」したのです。


私たちは、**理性を使えば自分の感情を選択できます。**

モヤモヤした感情が湧き上がってきたら、そのつど自分自身に言い聞かせました。

「もう孤独は怖くないって言ってたよね？　未来への不安も捨てたんじゃなかった？」

と。

孤独や不安に焦点を合わせるのではなく、**人生の目的を「喜び」と「楽しさ」にリセットした**のです。

そして同時に取りかかったのが、「未来を作る」作業です。用意したのは画用紙とリングノート。まず画用紙に旅行パンフレットから切り取った景色、当時欲しかったプジョー207cc、好みの洋服や靴の写真をペタペタ貼り、眺めるだけで楽しくなるコラージュ帳を作りました。

それからリングノートに、今後10年間の予定を立てたのです。

孤独感の歪みを取る

また同時に、いろいろな思考の歪《ゆが》みについても整理していきました。

たとえば、

「子連れのシングルマザーなんて、誰も相手にしてくれない。私は一生一人ぼっちだ。もう裏切られたくないから、結婚なんてしたくない」

という気持ちが出てきたら、

「世の中にはお互いを信頼し合っているカップルはたくさんいる。連れ子と一緒に新しい家族を築いて幸せに暮らしている人は何万人といる。一生一人ぼっちという根拠も、どこにもない」

と**客観的な事実を基に書き換えて**いきます。

「一人で子育てするのは苦しくてつらい。父親がいなければ子どもはまっとうに育たないのでは」

という心配が出てきたら、

「世の中いろいろなシッターサービスもあるし、なんとかなるだろう。それに義両親や夫から子育ての方針で口うるさく言われることもない。どこに出かけるのも何をするのも100%自分で決められるのは、自由が大好きな私にとってはすごく恵まれた環境かもしれない。ひとり親家庭で育って一流になっている人はたくさんいる。子どもがまっとうに育つかどうかに、ひとり親かどうかは関係ない」

と書き換えます。

あなたが言いようのない孤独感に囚《とら》われていたら、自分の思考が歪んでいないかチェックしてみてください。

あなたが感じる孤独は、単なる妄想ではなく事実を正確に表していますか？　結論が飛躍していませんか？　「正解か不正解」の二元論で考えていないでしょうか？

もしうまく書けなかったら、**「友達にこういう悩みを相談されたら、どうアドバイスするか」を想像して**書いてみてください。

人の幸せを祈る

孤独を解消するのに「他人の幸せを祈る」のは、綺麗事に聞こえるかもしれません。でも考えていただきたいのです。**誰かの幸せを妬むことによって、あなたは幸せになれるでしょうか。**

「自分の感情は自分で選べるんだ」と気づくようになった、離婚して3年後のクリスマス。だんだんといろいろな傷が癒えてきた頃でした。

娘がお寿司を食べたいというので、家の近所にあったお寿司屋さんに行きました。時間が早く、お客さんはまだあまりいなかったのですが、ふと入り口近くの席を見ると、数人で食べるような大きな丸いお皿が何十個も置いてあったんです。私と娘だけじゃ、絶対に食べきれない大きいお皿。

こんな小さな町にも、これからお寿司を囲んでにぎやかな夕食を食べる家がたくさんあるんだ、と思ったら、強くなりかけた心が折れそうになりました。

でも、そのときふと思ったんです。

泣きたくなる代わりに、このお寿司を食べる人たちが、みんな素敵な夜を過ごせるように祈ったらどうだろう、と。そう考えたら、自然と肩の力が抜けて笑顔になれました。

「幸せになってほしい。あなたが幸せだと私もうれしい」という気持ちと「あんたなんかどんどん不幸になればいいわ！」「一人の私に幸せ自慢して何が楽しいの？」という気持ちは、一つの心には住めません。人の幸せを妬むときと、人の幸せを祈ったとき、どちらの表情が魅力的になるか考えてみてくださいね。

無用な価値観を捨てる

あなたは生まれてから今まで、いろいろな価値観を作り上げてきています。たとえばそれは、「クリスマスは誰かと過ごすもの」「年収は1000万円ないと不幸せ」、また「友達がたくさんいないと惨め」「職場で一人ランチを食べるのはかわいそうな人」などです。

結婚していない人は、結婚している友達を心のどこかでやっかんだり、赤ちゃんができない人は、ベビーカーを押す人を見ると悲しくなるかもしれない。

どうしてでしょう？

「〇〇がない自分は不幸だ」と**思い込んで**いるからです。

人を羨む気持ちを持つことは、自然なことです。でもそれが度を越して、あなたを負の感情へ引っ張っていってしまうなら、それは無用な価値観かもしれません。

「クリスマスやお正月は家族や恋人と過ごしなさい」なんて法律はどこにもありません。一人で過ごしたってどうってことないのです。

自分を苦しめる価値観には、どんなものがありますか？　あなたの価値観を振り返ってみましょう。

孤独感は、事実に対するあなたの意味づけや思い込みによって作られます。 血縁者がほとんどいなくても私が孤独を感じないのは、私の幸せの定義が「娘と笑顔で暮らせること」だからです。

孤独を手なずけるには、一人の状況を否定するのではなく、自分が与えられた環境を受け入れ、価値観を見直すことがポイントです。

何かを選ぶとき「寂しさ」を理由にしない

何か大きな決断をしなければならないとき、何を基準に選びますか？
もし今より楽しい未来、充実した未来を作りたいなら、**選択の理由から「寂しさ」を外して**ください。

たとえば、こんなことはありませんか？

✧ちょっと彼には引っかかるところ（金遣い、異性関係、極端にだらしないなど）があるけど、一人でいたくないから結婚しようかな
✧本当は別れたいけど、この先ずっと一人でいるのが精神的・経済的に耐えられる

か心配だから差し当たり離婚はしない
✧転職しようか迷っているけど、今の人間関係には文句がないし、新しい職場になじめるか不安
✧引っ越したいけど、せっかく慣れたコミュニティーを離れるのは怖い。一からまた人間関係を築くのは億劫だ

「どちらが寂しくないか」を判断材料にしている限り、孤独感のコントロールはとても難しくなってしまいます。なぜなら**相手の態度や言葉、周りの状況であなたの孤独感のレベルは上がったり下がったりする**からです。

あなたが「この人がいなければ・この物がなければ生活していけない」と思えば、それを立証するかのような情報ばかりが目に飛び込んできて、手放せない理由をどんどん積み上げていきます。

幸せはあなたの手の中にあります。誰かがいないと、こういう状況がないと幸せに

なれないと思っているうちは、孤独から抜け出せません。**今あるものに幸せの定義を見つけ、無用な価値観を書き換える**のがポイントです。

選択に迷ったときは、「寂しくなさそうなのはどちらか」ではなく、「自分が本当にしたいのはどちらか」で選んでください。「勇気が必要なのはどちらか」と言葉を換えてもよいでしょう。

第3の扉　孤独を飼いならす　まとめ

✽ 女性が孤独を恐れるのは、ホルモンレベルで仕方がないこと。ただ実際には恐れる必要がない、と理解する

✽「孤独」を感じるかどうかは「理性で選択できる感情だ」と理解する

✽ 自分を悲劇のヒロインに仕立てる、意味のない価値観は捨てる

✽ 何かを選ぶとき「寂しさ」を理由にしない

第4の扉
悩みを追い払う

怖いものがあっても、
それ自体にわたしたちを支配する力はない。
それを怖がる自分の気持ちに
支配されてしまう。
真実を見つめれば、
きっと不安から解放される

オプラ・ウィンフリー
（アメリカ　女優・司会者）

第4の扉では、悩みの解決に進みます。悩みを抱えると、解決するというより同じ道を行ったり来たりする人がほとんどで、不安やストレスが溜まってよりイライラしがちになるからです。

混乱こそ悩みの元凶。あなたがするのは神経をすり減らすことではなく、**事実を把握し情報を集め、決断すること**です。悩みと上手に向き合い、人生を前に進めましょう！

簡単！　悩み解決の3ステップ

ステップ①「状況をコントロールできないのか・できるのか」を見極める

まず、状況は次のどちらなのか考えてみましょう。

✿自分で努力しても、状況を変えられないのか
✿自分の努力次第で、状況を変えられるのか

私たちが抱える心の葛藤の多くは、**本当は「自分で努力しても状況を変えられない」領域に入っているのに、それを無理矢理「自分の力で変えられる」領域に引っ張ろうとすることで生じます。**ここを正しくカテゴライズできないと、「変えたいのに変えられない」「変わるはずなのに変わらない」という絶望や怒りにつながるのです。

まずは紙の真ん中に線を引いて、「自分の力で変えられないもの、変えられるもの」をはっきりと区別しましょう。

ステップ② 「変えられないもの」を受け入れる

「物事をあるがままに受け入れることこそ、どんな不幸な結果をも克服する出発点と

なる」。これは、哲学者であり応用心理学の祖ウィリアム・ジェームズの言葉です。悩みの解決も、まずここから始まります。

「自分の努力では状況を変えられない」領域に入ったものは、まず「現実を事実として受け入れて」ください。

どうにもならないことを悔やんでも、自分が惨めになったり、悲しくなるだけです。目の前にある現実に抵抗して神経をすり減らすこともできるし、受け入れて新しい人生を踏み出すこともできます。すべては選択の問題です。

スティーブ・ジョブズがスタンフォード大学のスピーチで話したように、人生は予期せぬときに頭をレンガで殴ってきます。**避けられない運命には抵抗するのではなく、その流れに身を任せるのが一番の得策**です。

たとえば、「他県に異動を命じられた」「第一志望の学校に落ちた」「財布を落とした」「病気や怪我をした」「失言した」「大切な人を亡くした」といったことは、それを憂いたり自分を責めても、起きてしまった事実を変えることはできません。また「地震がくるかもしれない」「年金がもらえないかも」という心配も、あなたが不安になったところで、起こる確率が上がったり下がったりするわけではありません。

まず**現実を受け入れ、そこで自分ができる善後策を考えていく**のです。

「年金がもらえない」とやみくもに心配するのではなく、年金が減額される事実を受け止め、個人年金に入っておく、他のキャッシュフローを生み出す努力をするなど、対策を進めます。

「自分で変えられないもの」と「変えられるもの」を見分ける大切さは、ずっと前から賢人たちによって繰り返し説かれてきました。

次のステップ③では、「自分が変えられる物事」について見ていきましょう。

ステップ③ 「変えられるもの」を変えていく

不安のコントロール方法

自分の力で現状を変えられるもの	自分の力では現状を変えられないもの
[ステップ] 1.「いつ」変化を起こすのか決める 2.「どうやって・何に対して」変化を起こすのか決める	[ステップ] 1.現実を受け入れる 2.その状況で取れる善後策を考える
例　バッグを網棚に置き忘れた ・見つからなければ今度の休みに新しいバッグを買う ・いつまでもクヨクヨしない	例　バッグを網棚に置き忘れた ・バッグが出てくるかはわからない ・忘れ物センターに問い合わせる

自分の努力で変えられる領域に入ったものは、『『いつ』『どうやって・何に対して』変化を起こすのか」考えます。

もし今あなたが悩みを抱えている場合、上の表を参考にして考えを整理してみましょう。

大切なのは「情報を集める」ことで、そこに感情を挟んではいけません。**感情は往々にして事実を歪めます**。自分以外の第三者のために情報を集めているつもりで分析しましょう。

「転職しようかな」と考えたら、その判断をするときに「新しい人間関係が不安だ」とか「今の会社に申し訳ないかな」などの感情は考慮しないことです。

ここで、悩みの解決方法を、身近な例を使って見ていきましょう。

先日電車に乗っていたときのこと。娘はお出かけの帰りで疲れて眠り、私は仕事をしながら乗っていたので、駅に到着したとき慌ててホームに降りました。そして家に向かう途中、娘のお気に入りのリュックを網棚に置き忘れたことを思い出したのです。

そのとき、娘はこう言いました。

「なくなったらなくなったで、しょうがないよね」

つまり、ここが1つの線です。そのリュックが無事に戻ってくるかこないかは、もう私と娘にはコントロールできない領域に入っています。

それを受け入れたうえで、駅の忘れ物センターなどに電話をかけたり、自分が取れる対応策をします。できることをしたら、あとは不安や後悔は自分の心から手放してください。

実はこのリュックは、2年前の娘の誕生日に彼女の父親からもらったもので、「物」以上の価値があるものでした。でも、いくらその部分に固執して「出てこなかったらどうしよう！　なんであのとき思い出せなかったのかな」と悶々《もんもん》と日々を過ごしても、もう「リュックを置き忘れた」という結論は変えることができません。

一見どこから手をつけたらいいかわからないような難問でも、「自分が変えられないものは何か／変えられるものは何か」を冷静に分析すると、今自分が取るべき方向が見えてきます。

自分で答えを導き出したら、あとは進むのみです。ただ、残念ながら「変えられる」領域に入っている事柄も、いざとなるとなかなか「変えられない」人が非常に多いのです。

第5の扉では、そんな方のために「最初の一歩を踏み出す方法」をお伝えします。

第4の扉　悩みを追い払う　まとめ

- 自分の力で、「何が変えられなくて／何が変えられるのか」はっきりと線引きする
- 変えられないものは、事実を受け入れる
- 変えられるものは、「いつ」変化を起こすのか／「どうやって・何に対して」変化を起こすのか決めて、実行する

第5の扉

人生に変化を起こす方法

やさしき道しるべの光よ
わが足もとを照らせ
ゆくすえ遠く見るにあらず
ただ、一足にて、足れり

ただ一足を照らせ
（賛美歌）

私たちは、昨日も今日も明日も、ずっと「同じ」が心地いいと感じるようにできています。動物だから、変化を嫌うのは仕方のないこと。ただ、このぬるま湯感覚が人生の足を引っ張ってしまう場合もあります。

環境変化に対応する力があると、怒りや不安をより上手にマネジメントできますよ！

脳は損を過大評価する

最初の一歩をなかなか踏み出せないのは、変化を起こしたときの「損」を必要以上に大きく見積もってしまうからです。

たとえば、あなたは①と②のどちらのくじが欲しいですか？

①もれなく1万円が当たるくじ

②80％の確率で1万2000円が当たるけれど、残り20％の確率で何ももらえないくじ

もう一問考えてみましょう。どちらか一つ選ぶとすると、どちらを選びますか？

①必ず1万円の罰金を払わないといけない切符

②80％の確率で罰金は1万2000円になるけれど、残り20％の確率で罰金がなくなる切符

合理的に考えれば、最初の質問だと5人に4人は1万2000円がもらえるわけですから、②を選ぶ人が多くてもよさそうです。次の質問では、5人に4人は罰金が2000円も増えるので、①を選ぶ人が多くなりそうな感じがします。でもこの設問では、多くの人が最初の質問では①を、次の質問では②を選びます。この選択行動はノーベル経済学賞を受賞したダニエル・カーネマン博士が提唱した「損失回避性《そんしつかいひせい》」と

呼ばれる働きが影響しているのです。

今の環境を捨てて何か新しい環境に飛び込もうとすると、**今持っているものを失うのではないかという恐れ（損失回避）と、今持っているものを実際の価値以上に評価する（授かり効果）の板挟みになり、最初の一歩が怖くて踏み出せなくなってしまいます。**

このように、将来のほうが大きなリターンを得られるのに、今確実に手元にもらえる少ない報酬を好む傾向は「ディレイ・ディスカウンティング（遅延減価）」と呼ばれ、多くの実験で立証されています。

合理性を欠いているような判断を、どうしてしてしまうのでしょう。京都大学こころの未来研究センターの阿部修士《のぶひと》准教授によると、「損失回避の心理は、私たちの古い脳（大脳辺縁系）の一部にある腹側線条体《ふくそくせんじょうたい》の活動の個人差と関係している」といいます。

言葉を換えれば、「変化したら危ないよ！」という声は、私たちの理性（新しい脳が司る部分）を超えた、もっと深い場所から出ているのですね。

では、どうしたらこの声を静かにさせることができるのでしょうか。その方法をご紹介します。

「尊敬する人だったらどちらを選ぶか」考える

いろいろ理屈を並べても、なかなか動けないのが人というもの。そんなときのとっておき「自分の殻を破る方法」は、「尊敬する人だったらどちらを選ぶか考える」ことです。

まず、あなたが尊敬する人を思い浮かべてください。自分が成功したいと思う分野ですでに成功している人、歴史上の人物、身近にいるメンター、俳優など誰でもかまいません。

そしてその人物があなたと同じ立場に置かれたら、AとBどちらの道を行くか想像してみます。その人とまったく同じような勇気・人道愛・不安を駆逐する力をあなたが持っていたら、どちらを選ぶでしょう。

今の自分の常識だけで判断しようとすると、絶対に今の自分の枠から出られません。**今の自分から見たら「非常識」と思える選択こそ、あなたの殻を破るのに必要な選択であるケースが多い**のです。

理想の人物の気持ちになって行動もまねすると、自分のイメージ（自己認識）を大きく変えることができます。

米国第26代大統領セオドア・ルーズベルトも、難問にぶつかると、いつも部屋の壁にかかっていたリンカーンの肖像画を見て「リンカーンならこの問題をどう解決するだろうか」と考えていたと自ら語っています。

自分が困難にぶつかったら、**自己認識を高くして解決策を探る**のです。さまざまな圧力にも屈せずクリミア戦争に従軍し、近代看護の基礎を築いたナイチンゲールだったら、八方塞がりになったときどちらの道を行くでしょうか。大スキャンダルを乗り越え、演説中に靴を投げられてもジョークで返せるヒラリー・クリントンだったら、アンジェリーナ・ジョリーだったら……ロールモデルは誰でもけっこうです。彼・彼女ならどうやって解決策を導き出すのか、想像してみてください。

「変化を起こすのに何が必要か」と聞かれれば、「変化を積み重ねる」しか方法がありません。最初から人生を左右するほどの変化を作るのではなく、もっと小さなことから始めてみてください。通いたかったスクールに通ってみる、自分からあいさつしてみる、ボランティアに挑戦する、何でもOKです。一度変化に慣れてしまうと、次に変化を起こすのが不思議なほど怖くなくなりますよ。

成功する人の共通点の一つは、常に変化を起こし、チャレンジし続けるという姿勢です。彼らは「リスクを取らずじっとしていることが、むしろリスクである」と理解しているのでしょう。

お金と時間を言い訳にしない

何かを始めたいけど一歩が踏み出せないとき、私たちはもっともらしい理由を探して、自分を正当化します。

以前、教育関係の商品に携わっていたときのことです。ひととおり、教材の内容やその方の向き不向きを伝え、購入するかはすべてご本人におまかせするスタイルで案内していました。

皆さん興味があって説明を受けるのですが、説明を聞いた全員が「すごくやってみたい！」と答える一方、実際に購入したのは説明を受けた人のうち半数でした。

理由を聞いてみると「まとまったお金がない」「今はなかなか時間が取れない」という2つが大きな理由。

「お金がない」というのは、この場合言い訳です。説明を聞きに来る前に値段は調べてあるはずだし、これを払ったら生活が立ち行かなくなるようなら、最初から来ないはずです。「時間がない」のはある意味本当かもしれません。ただ、自分に必要なことであれば何が何でも時間をやりくりしようとするものです。

ここは人生の踏ん張りどころだと思えば、自分がやりたいこと・やるべきことに相当な時間を作れます。

都内に住む友人は、3歳児のママ。以前は派遣社員として働いていたのですが、一念発起して看護学校に通うことにしました。でも看護学校は本当に大変で、実習とそのレポートの締め切りが重なると、何週間も午前2時に起きてレポートを仕上げ、朝ご飯を作り、子どもを保育園に送って自分も学校に通うという日々が続きます。それでも毎日頑張って育児と学校を両立し、先日無事「戴帽式」を終えました！

自分の現実を変えるのを選ぶのも自分だし、変えない理由を上手に探すのも自分です。慣性の法則と同じで、物体も人生も力を加えなければ動きません。でも一旦力を加えれば、自分でも思ってもいなかった世界の扉が開きます。

あなたが何かに迷っていて、「お金」と「時間」だけがネックなら、前に進んでください。**動き出せば、恐怖は消えます。**

残された時間を考える

ここで、一つ質問です。

あなたの銀行口座には、毎日8万6400円が振り込まれます。でも、そのお金は使い切らない限り、翌日にはまた0円になります。持ち越すことができなかったら、あなたは何にお金を使いますか？

この質問は一種のメタファーです。８万６４００円というのは、一日の秒数（８万６４００秒）を１秒１円として。時間がお金だったら、あなたは何に使いますか？と聞いています。時間は巻き戻すことができません。その価値に気づいていますか？


私が給料制の仕事を辞めたきっかけが、東日本大震災でした。

その頃の私は、将来一流の通訳になるか、仮に通訳でキャリアを築けなくてもどこかの会社に正社員で入って、遅れながらもいずれは上のポジションに就くことが人生のゴールだと思っていました。

でもあの日、すべての価値観がひっくり返ったのです。隣町では、多くの人が一瞬にして波に呑み込まれました。福島では原発事故。命を永らえたのは、奇跡でした。

私が娘との未来に必要と考えていた犠牲は、本当に実を結ぶのだろうか。未来のために必要以上の我慢や犠牲を払うのではなく、「今」一番大切なことを選択する必要があるのではないかと、それからまったく違った方向に人生の舵《かじ》を切りました。

生を終えるとき、後悔しそうなことはありますか？　挑戦したいけど怖くて尻込みしそうになったときは、確実な明日など誰にも約束されていないことを意識してください。よく私は「どうしてそんなにいろいろ決断できるの？」と聞かれるのですが、これは不安のコントロールを実践しているのはもちろん、大きな理由はいつも「命の終わり」を意識しているからです。

2つの道のどちらかを行かなければならないとき、左の道は100、右の道は0、というのは単なる思い込みです。どちらを選んでもそれぞれに得るものも苦労もあります。だったら、やりたいことをやったほうが人生何倍も楽しくなります。

あなたは自分の限りある時間を、行動を起こさず悩んで過ごしますか？　取るに足らないイライラに費やしたいですか？　もし明日人生が終わるとしたら、我が子にそんな激しい口調で怒鳴りつけるでしょうか？

「私たちの時間には限りがある」と意識することで、今がより輝きを増しますよ。

第5の扉　人生に変化を起こす方法　まとめ

- 私たちは、「将来、より大きなリターンが望めそうな場合も、目先の少ない利益を選びがち」ということを意識する
- 選択に迷ったら、「自分ではなく尊敬する人だったらどちらの道を行くか」考える
- お金と時間を、行動を起こさない理由にしない
- 人生は有限だという意識を常に持つ

第6の扉

自分に自信を持つ

人間は起こることよりも、
起こることを
どう評価するかによって
ひどく傷つく

モンテーニュ
（フランス　哲学者）

第6の扉では、自分に自信を持つコツをお伝えします。「自分の価値」をしっかりと理解していると、他人からの「ぜんぜんダメじゃん」「不細工ね」といった悪い評価もあまり気になりません。

普段見落としがちなポイントなので、第2の扉「あなたの怒り方タイプ別対策」で、「一人でモンモンタイプ」に当てはまった方は、特によく読んでください。

自分に自信がない人はキレやすい

「自己肯定感」や「自尊感情」って聞いたことがありますか?

平たく言うと、「自分には価値がある」という「自分への自信と誇り」です。

「自分を肯定する力」は、「怒り」や「不安」をコントロールするのにとても重要な役割を果たしてくれます。

自尊感情が低い人と高い人では、怒りや不安の耐性にどのような違いが出てくるのでしょう。

たとえば、上司に「お前はホント使えないヤツだ！」と言われたとします。

✿自尊感情が低い人の感じ方

「やっぱり私はダメな人間！　同期と比べても能力が劣っているし、上司も仕事ができない私のことを嫌っていて、信頼は取り戻せないかも。それにしてもあんな言い方しなくたっていいじゃない！　ムカつくヤツ！　こんな職場は辞めたいけど、転職しても同じことの繰り返しだろうな」

自尊感情が低い人は、自分のことを「無価値で劣った人間」と捉えがちなので、**「他人のマイナス評価」がそのまま「自己評価」につながってしまいます。**実際の自分とかけ離れていようがいまいが、他人の言葉がそのまま自分の評価の物差しになってしまうのです。さらに傷つきやすい心を守るため「怒り」を用いがちで批判にも打たれ弱く、言った相手に強い怒りをぶつけてしまうケースもあります。

✽自尊感情が高い人の感じ方

「今回はミスをしてしまったから、反省して次回につなげよう。でもそれは私が使えないヤツという意味じゃない。上司はたまたま機嫌が悪かったんだろう。まぁ、どうしても上司とソリが合わなければ、転職を視野に入れたっていいし！」

自尊感情が高い人は、客観的に上司の暴言を受け止め、それが事実とどう違っているのか冷静に把握できます。批判を受けても劣等感を持ったり自分を守ろうとしなくて済むので、正しく指摘してもらった欠点には誠実に向き合うことができます。

すごく美人でスタイルもいいのに、自分に自信がないと感じている人、あなたの周りにもいませんか？　仮にその女性をA子さんとしましょう。最近食べすぎて、A子

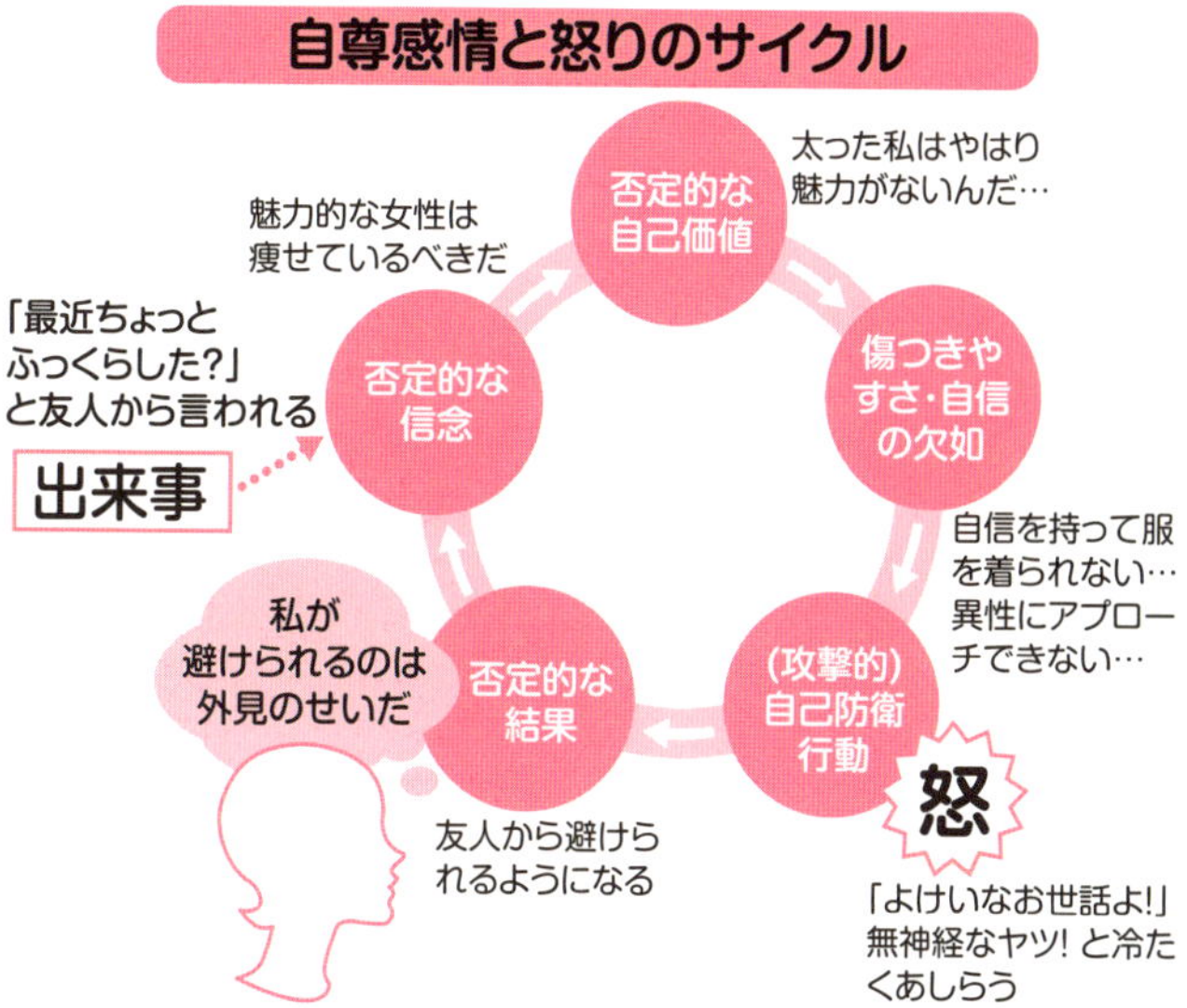
自尊感情と怒りのサイクル
否定的な自己価値
太った私はやはり魅力がないんだ…
傷つきやすさ・自信の欠如
自信を持って服を着られない…異性にアプローチできない…
(攻撃的)自己防衛行動
怒
「よけいなお世話よ!」無神経なヤツ! と冷たくあしらう
否定的な結果
友人から避けられるようになる
私が避けられるのは外見のせいだ
否定的な信念
「最近ちょっとふっくらした?」と友人から言われる
出来事
魅力的な女性は痩せているべきだ

出典:『アンガーコントロールトレーニング』(2007エマ・ウィリアムズ、レベッカ・バーロウ)より一部加筆

さんは2キロ太ってしまいました。彼女の心には「女性は痩せていないと魅力的でない」という価値観があるので、今の自分は半ば受け入れられなくなっています。

そんなとき、友人がなんの悪気もなく「最近ちょっとふっくらした?」と声をかけました。この友人は「痩せすぎだったから、健康的になってよかったね」という気持ちで声をかけたのです。

しかしA子さんは「なんてデリカシーのない人! あんたに言われたくないわ! でも、やっぱり私デブに見えるんだ」と感じ、よ

けい「私はデブで魅力的な女性ではない」という思い込みがエスカレートしていきます。加えて「あんた、人のこと言えるスタイル⁉　最低なヤツ！」と怒りを使って自分の弱い心を守ろうとします。そして「別に関係なくない？」と目線も合わせず返事をしました。

他人からの「綺麗だね」とか「スタイルいいね」というほめ言葉はうれしいですけれど、それによって自分のアイデンティティーを保っていたとしたら、ほめ言葉や承認が得られないと一気に自信が崩れ、怒りや不安も発動されやすくなるのです。

自分の本当の美しさをあなたは知らない

でも、女性なら「他人から見た自分の容姿を気にするな」と言われても無理な話ですよね。自分の外見がたまらなく好き！　と言える人は、ほとんどいません。ハリウッド女優のキャサリン・ゼタ・ジョーンズでさえ「ハリウッドで自分の容姿に満足している人なんて、一人もいない」とインタビューで答えているくらいです。

これに一石を投じたのが、ユニリーバ社のブランド「ダヴ」のプロモーションビデオです。

『Real Beauty Sketches（リアルビューティースケッチ）』という1分半ほどの映像で、シリコンバレーの警察で働いた経験を持つ一流似顔絵画家のジル・ザモーラ氏が、アトリエにやって来た女性たちの絵を次の2つの条件で描きました。

①女性が自分で自分の顔の特徴を説明した言葉を基にした絵
②待合室にいた初対面の他人が、その女性の顔の特徴を説明してそれを基にした絵

プロジェクトに参加した女性たちは、部屋に通されて画家の質問に答えながら自分の顔の特徴を話すのですが、画家との間にはカーテンが引かれていて、向こう側で何をしているのかはわかりません。

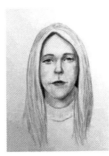

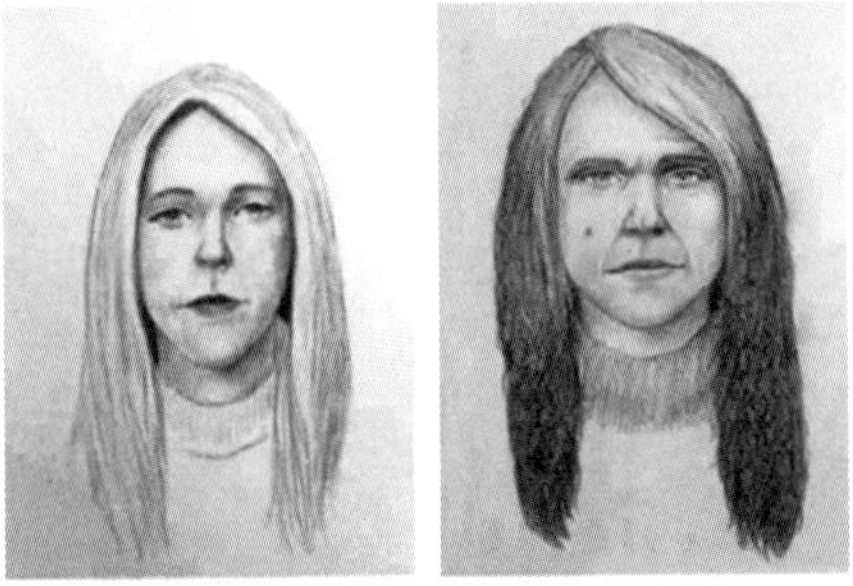

自分で自分の顔の特徴を説明した言葉を基に描かれた絵(右)と、初対面の他人が説明した言葉を基に描かれた絵(左)

『ダヴ リアルビューティースケッチ』
http://www.youtube.com/watch?v=E8-XKIY5gRo&feature=youtu.be

「あごはどんな形ですか」

「母は大きいあごって言っていたわ」

「一番の顔の特徴は何でしょう」

「まん丸い輪郭かな」

こんなやり取りを繰り返します。

今度は他の人に、「待合室で会った人の顔を思い出して」と頼んで、特徴を言ってもらいながら同じくカンバスに描いていきます。

「あごはどんな形でしたか」

「細くて、とても素敵な輪郭でした」

こうしてできあがった2つの絵を比べると、自分で自分の顔の特徴を説明した言葉を基にした絵は総じて醜く、他人が自分の顔を説明した言葉を基にした絵は驚くほどチャーミングだったのです。

美を追求すること自体は素晴らしいことですが、それが強迫観念にまでなってしまうと問題です。自分に足りない部分を追い求めるだけでなく、すでに持っている部分も充分に魅力的であると認識しましょう。

自分のよさは、なかなか気づけないもの。

だからもし、誰かがあなたのことをほめてくれたら「いえいえ！」と謙遜せずに「どうもありがとうございます！」と笑顔で返してみてくださいね。

自分に自信を取り戻す３つの質問

では、自分に自信を持つにはどうしたらいいのでしょう。一番確実なのは、目指す分野などで不断の努力を続けることです。でももっとお手軽な方法があります。それは次の３つの質問を自分にしてみることです。

1 あなたが今までに成し遂げたことはなんですか?
(例) 徒競走で1番になった、あるプロジェクトを成功させたなど
2 あなたは今までにどんな困難を乗り越えてきましたか?
(例) 近しい人の死、無理だと言われた大学に合格した、リストラ、病気など
3 あなたが言われて一番うれしかったことは何ですか?
(例) 声がきれいと言われた、料理が上手と言われたなど

何事もうまくいっているときは、大概の人は自分に自信が持てます。でも大切なのは、「**人生に勝っているときも負けているときも、自分の価値を信じ、自分を好きでいられる**」ことです。

自尊感情が低い人は、なかなか自分の長所に気づけない場合があります。そんなと

きは、友人や家族の力を借りてみてくださいね。

うまくいかない自分も愛する

この本を読んでいるあなたは、「怒りっぽい自分や、考え方のクセを変えたい！」と感じている方なので、進んで自分を高めることができる方です。

一方、自分に課すハードルも高くなりがちなので、目標に届かないと自分がいやになってしまうこともあるのではないでしょうか。

以前「仕事で思ったとおりの成果が出せないと、すごくイライラする」という方がいました。決して仕事の成績が悪いわけではなく、むしろ平均より上。ただ、完璧なパフォーマンスが出せないと自分に腹が立つのです。もちろん、できる限り努力することは大切です。でも、努力しても毎回100点を取れる人はいません。

自分に厳しすぎると感じる方は、まず**完璧を目指すことをやめてみましょう。**

達成したい目標が大きいほど、その道筋は平坦ではありません。うまくいかないときがあって当然です。でもそのときにこそ、自分で自分を信じてあげることが大切！

あなたが自分を信じられなくて、いったい誰があなたを信じてくれるでしょう？

「自分を信じ、愛すること」ができる人と、単なる「ナルシスト」との違いは、他人からの「可愛いね」とか「すごいね」というほめ言葉がいらない点です。

他人頼みの自己愛は、常に空気を入れて膨らまし続けないといけない穴が開いた風船みたいなもの。そうではなく、欠点や弱さも持った自分を丸ごと受け入れ、大切にしてあげてください。

嫌われるくらいでちょうどいい

第2の扉「あなたの怒り方タイプ別対策：一人でモンモンタイプ」（77ページ）で「悪口を言われない人はいない」と書きました。

ここでは「誰かに嫌われる＝自分の価値がなくなる」という捉え方から脱却してみましょう。

ビートルズの故ジョン・レノン氏の夫人、オノ・ヨーコ氏は、おそらく世界で最も嫌われた日本人女性の一人です。海外からは「東洋の女が、ジョンをたぶらかしてビートルズを解散させた」と解散の原因にされました。また、日本では彼女がモデルとなり、その服をハサミで切り刻ませるというアートを発表したときなどは、作品に対してもひどいバッシングを受けました。

出ていくところ、出ていくところでバッシングされても、積極的に発信し続ける強さはどこにあるのでしょうか。

ある雑誌のインタビューで、ヨーコ氏はこう語っていました。

「嫌われるくらいで、ちょうどいい」

ほとんどの人は、みんなから好かれることを望んでいます。なので悪口を言われたり、根拠のない噂が一人歩きすると途端に不安を覚えます。ところが彼女の場合、「嫌われている状況」がイーブンなラインになっているのです。

おそらく最初からここまでタフではなかったと思います。いろいろなことを言われ、立ち上がってこの強さを手に入れたのでしょう。

ギリシャの哲学者エピクテトスは「私たちをかき乱すのは物事そのものでなく、物事に対する私たちの見方である」と説いています。

もし誰かに悪口を言われたり嫌われたとしても、それは一つの事象であって、それをどう捉えるかは私たちの自由なのです。

第6の扉　自分に自信を持つ　まとめ

- 人生に勝っているときも負けているときも「自分には価値がある」ということを忘れずに
- コンプレックスは自分の思い込みだと知る
- つまずいたり、後退してしまう自分もそのまま愛する
- 「悪口＝自分の評価ではない」ことに気づく

第7の扉
あなたがキレる対象別対応策

われわれの個人的な願望に合う事柄は
すべて真実のように思われ
そうでないものは、われわれを激怒させる

アンドレ・モーロア
（フランス　小説家）

ここでは、あなたがキレる対象別の対応策を見ていきます。いろいろな視点を持つことが、自分の心の器を広げることにつながりますよ。

1 夫・彼へのイライラ

男性と女性はホルモンバランスも、脳の活動の仕方も、寂しさや不安の感じ方も違います。お互いを理解するには努力も必要です。まずはパートナーとのイライラを解決していきましょう。

正しい怒りの伝え方 3つのルール

男女がいれば必ずいさかいが起こります。言うべきことはきちんと言わないといけませんが、まずは、相手に怒りを伝えるときの3つのルールを覚えましょう。

ルール1 過去を引っ張り出さない

女性がパートナーと喧嘩するとよくやってしまうのが、男性が過去に行った悪事(ただし、男性は女性が思うほど悪いと思っていません)の数々を並べてしまうことです。

「あなたは3年前にこう言った!」「結婚記念日なのに何もしてくれなかった!」とよくそんなこと覚えているな、ということをどんどん並べていきます。これは耳に痛い話で、私もかつては「第10章である今日の問題を話すには、まずは、出会った頃の第1章から並べないと相手は反省しない!」と思って、記憶にあるすべての悪事を並べていました。

でも「なんであんなことしたの!?」といくら責め立てても、しちゃったことをしなかったことにできませんし、言い訳を聞いてもどうせあなたの気は治まりません(そうでしょう?)。

私たちは「今」から「未来」を見なければいけないので、過去に意識を戻してしまうと今後のルールがうまく作れないのです。過去をさかのぼると「どこまで」というラインがすぐ見えなくなってしまいます。

パートナーと一緒にいることを選択したなら、**「怒るときはその場のことだけ怒る」「過去を引っ張り出さない」**ように心がけましょう。

ルール2　強い言葉を使わない

「相手を怖がらせてこちらの言うことを聞かせないと！」もしくは「私がこんなに怒っているんだから反省しなさいよ！」という具合に、怒るときはつい強い言葉や乱暴な言葉を使いがちです。

でも、乱暴な言葉を投げられた相手は、あなたと「闘うか・逃げるか」の二択を迫られ、肝心な伝えたい内容が耳に入らなくなってしまいます。

怒りを伝えたいときほど、冷静に言葉を選んで話しましょう。また、「あなたっていつ・も・午前様よね！」「あなたってほんっとだ・ら・し・なさすぎ！」という誇張表現は、「俺は月曜は20時に帰ってきた！」「この間、電球替えてやっただろ！」など、相手に反論のチャンスを与えてしまうので、使わないようにします。

ルール3 怒るときには「一つの主題」に絞る

ヒートアップしてくると、こんな怒り方をしていませんか？

「なんでいつも家事手伝ってくれないのよ！　私がどれだけ仕事と育児を両立するのを頑張ってるか知ってる!?」

これは伝えたいことが2つに分かれてしまっていますね。「家事を手伝ってほしい」というのと、「仕事と育児の両立の大変さをわかってほしい」というのは、まったく別の主題になります。

ヒートアップしてくると、ここぞとばかりに胸の中に溜まっている不満をすべてぶちまけたくなりますが、あれもこれもガーッと言われるとお互いに何を話しているのかがわからなくなってしまいます。

この場合は**「相手に何を一番伝えたいのか」を考えて、よけいなひと言は慎む**ようにしましょう。「そんなに飲み歩いてるお金があるなら、生活費もっと入れてよ！」というのもダメです。「ご主人に飲みに行く回数を減らしてほしい」のか「生活費をもっと入れてほしい」のか、どちらをより相手に伝えたいですか？

それから「程度」を表す表現は、具体的に示しましょう。「もっと」「きちんと」「なるべく」といった言葉ではなく、**数字を伝える**ことを心がけてください。形容詞や副詞の定義は、人によって正解がバラバラです。「生活費をあと2万円多く入れてくれると助かる」と、誰が見てもそれがはっきりとわかるような提案をします。

結婚記念日にコンビニコーヒー?

私の友人の話です。その日は友人夫婦の結婚5周年記念日。おしゃれなレストランで食事をし、いい気分で街を散歩していました。もう少し余韻を楽しみたいと思った友人は、ご主人に「ちょっとコーヒーでも飲んでいかない?」と提案すると、「じゃ、そこのコンビニに寄っていこうか」と言うではないですか!

このひと言で今までの余韻はぶち壊れ、「あなたは私の気持ちなんてぜんぜんわかってない!」と友人はキレてしまったそうです。一方ご主人も、「コーヒー飲みたいならコンビニで買えばいいじゃないか。なんで怒るのか意味わからない! こっちはせっかく夕食に連れ出してやったのに!」と相当不機嫌になってしまいました。

これを読んで、あなたは夫と妻のどちらの言い分に共感できますか? どちらが100%正しい、ということはありませんよね。

人は自分の価値観が一番正しいと思っていますが、自分以外の意見をすべてシャットアウトする代わりに、相手の意見も受け入れる練習をしてみましょう。

①自分が思ったこと・自分の価値観を書く

（例）結婚記念日は特別な日だから、せめてこの日だけは非日常を少しでも味わいたい。私は普段、家事を一生懸命しているし、夫はそれに報いるべき。コンビニコーヒーでムードを壊すなんて、女の気持ちをわかってない。なんなの、この人！

②相手が思ったこと・相手の価値観を想像して書く

（例）ディナーは肩肘張る雰囲気だったし、疲れた。でも妻が喜んでくれたしよかったかな。最近はコンビニのコーヒーも美味《おい》しくなったし、そこにあるから寄っていこう。だってコーヒー飲みたいんでしょ？

③①と②を比べて、自分が妥協できそうなところ、解決策、こう考えればよかったんじゃないかなど、気づいた点を書く。

（例）確かに私は「コーヒー飲んでいかない？」としか言わなかったし、コンビニに入ろうとしたときも、どうして私がいやな気分になったか夫に伝えていなかった。夫は別に私を不機嫌にしたかったわけではなく、私の言葉を額面どおりに受け取ったに過ぎない。

女性って「言わなくてもわかってよ！　察してよ！」という気持ちが強いのですが、**男性は相手の表情から気持ちを読み取るのがとっても苦手**です。

女性は赤ちゃんの頃から、人の感情によく反応します。

ある調査では、女性の悲しげな顔を見て「この人は悲しそうだ」と感じる男性は40%でしたが、女性は実に90%が「悲しそうだ」と感じました。

誰かを観察すると、その感情を自分の中に感じることができる「ミラーリング」という能力が女性は高いので、「コーヒー飲んでいかない？」＝「今日はいい雰囲気だから、家に帰るんじゃなくてもうちょっとこのままでいたいな。素敵なバーかカフェ知らない？」というニュアンスまで「相手には伝わっている」と思います。

同性の友達ならそれがなんとなくわかるのですが、男性はそれをなかなか察知できません。女性だって方向音痴を責められたら、「そう言われても、どこにあるかわからないものはわからないのよ！」と逆切れしたくなりますよね。ニュアンスが伝わらなくてこちらの気持ちが空回りしても、ちょっと大目に見てあげましょう。

2 子どもへのイライラ

怒りは立場の強い人から弱い人へ流れます。そしてその一番のターゲットが自分の子どもです。子育てでイライラしない人はいません。ただ度を越すと、あなたにとってもお子さんにとっても本当につらい日々になります。

子どもは親の感情表現をコピーしますので、お子さんがいらっしゃる方は自分の怒り方に特に注意してください。

学校から帰ってすぐに宿題をしない

「『子どもは学校から帰ってすぐに宿題をするべき』という考えは、少し偏っています」と講座で話して、親御さんから「え〜！」と驚かれたことがあります。

あなたはオフィスから帰って15分以内にまたパソコンを立ち上げて、持ち帰った仕事をする気力はありますか？

子どもは学校に遊びに行っているわけではありません。数時間びっちり授業を受けて、掃除して、友達や先生に気を使って、たまには泣きそうになりながら家に帰ってきます。子どもにとって家は「安全な避難地帯」。玄関のドアを開けたら、しばらくはのんびりマンガを見たり、友達と遊んだりしたくなるのは当然です。

むしろ、学校から帰ってすぐ机に向かう子どもがいたら「親の期待に応えようとして無理してるんじゃないのかな？」と心配になってしまいます。

「そんなこと言ってたら、うちの子はぜんぜん勉強しない！」と心配されている方。

一度子どもに生活時間の主導権を握らせてみてください。ポイントは、まず「子どもに決めさせる」ことです。

「〇〇ちゃんは、何時になったら宿題する？」

こう聞いて、子どもに宿題する時間を決めさせます。私たちは、自分のことは全部自分で決めたいんです。3歳児だって同じ。ただ親と子の力関係は圧倒的に親が有利なので、子どもは親の言うことを聞かざるを得ない場面が多々あります。

押さえつけて言うことを聞かせようとすると、子どもは力を最大限に発揮する前に止まってしまいます。なぜなら「親の言いつけを守る」ことがその子のゴールで、「親の機嫌を損ねない」のが目的になってしまうからです。

私たちが目標に到達するためには、まず「主体性」を持って取り組むことがとても大切です。こうすることで脳の自己報酬神経群が活性化し、「もっと頑張ろう」というモチベーションにつながるからです。

一方で、子どもの判断はまだ未熟な部分がありますので、ここが親の出番。「〇時になると、ちょっと遅すぎないかな？　これとこれをするのに何分ずつかかりそう？」と子どもの提案を補足してあげましょう。

そしてプランができあがったら、「できそう？」と聞いてみます。理想的なプランを作るだけなら簡単ですが、問題は実行できるかどうかです。そこで**成功確率が6割を下回るようなら、もう一度プランを練り直してください。**

また、何か親の希望を伝えるときは「宿題しなさい！」ではなく、「ママは○○君が今宿題してくれると、もうすぐみんなでご飯食べられるから助かるな」といった具合に、**主語を「あなた」から「わたし」**にしてみましょう。以前私がＮＨＫの『エデュカチオ！』という番組に出演したとき、私のセミナーを受ける前後3日間、ずっと家の中に定点カメラを設置し、親子のイライラがどう変化するか観察しました。そのとき「どうもうまくいかない」と被験者のママから相談され、このアドバイスをして実践してもらったところ、小学生の男の子は読んでいたマンガ本を自分で閉じ、すぐ勉強机に向かっていきました。

学校から帰って宿題をしないのは、むしろ子どもが頑張って学校生活をしてきたからだとゆったり構えてあげてください。夕食前に宿題を終わらせるのと、休憩してからお風呂前に宿題を終わらせるのと、大きな違いはあるでしょうか。「子どもがすぐに宿題をしない」ことに腹を立てるのは、実はご自身の「不安」が大きいからかもしれません。

忙しいのにノンビリしすぎ!

私が親御さん向けの講座を担当していて、受講者から必ず挙がる子育てのイライラポイントが「朝の忙しい時間にノンビリされること」。

親としては一分を争う状況で、着替えもせずにボーッとされたらそれはカチンときます。でも、子どもは親を困らせようとして、わざとノンビリしているのでしょうか？

子育て中の方に、必ず持っていただきたい視点があります。

それは子どもが**「それをこなす能力がまだないからできない」**のか**「親を試そう・困らせようとして、わざとしない」**のか、**どちらなのか見極める**ことです。

たとえば、**「出発時間から逆算して行動を考える」**というスキルはどうでしょうか。大人なら「8時に出るなら1時間前に起きて、顔を洗ってご飯を食べて、路線情報をチェックして7時58分にはすべて完了！」というふうに時計を見ながら行動を調整していけますが、小さい子はそこまで細かくできません。

また**「一つの考えやタスクから他のタスクに移る」**というスキルを考えてみると、「朝ご飯を食べたら、ちゃっちゃと身だしなみを整えて、荷物を点検する」というのは、子どもにはなかなかできません。

靴下だってうまく履けないし、一つのことに夢中になると本来の目的を忘れてしまうことだってあります。でもそれはほとんどの場合、意図的なものではなく子どもにまだその能力が備わっていないため、そういう行動が出てくるのです。

そんなときも、子どもに「どうしたら朝の準備が早くできるかな」と聞いてあげてください。幼稚園児になれば言葉も上手に話せます。親のアドバイスを伝えるのは、まず子どもの気持ちを聞いてからです。

子どもがトイレを詰まらせてブチ切れ

トイレのトラブルも多く聞きます。そのほとんどが、「気づいたら大量のトイレットペーパーを流そうとして便器が詰まり、修理代を2万円ほど払った」というようなもの……。何年かすれば笑い話になるのですが、仕事に家事に多忙な毎日でこんなことをやられた日には、爆発しないママのほうが珍しいでしょう。

ここでも、「子どもにまだ充分に備わっていない能力」を考えてみます。大体このトラブルを起こすのは3歳前後の子どもです。この場合「**ある行動をすることによって、どんな結果が生じるか考えられる**」というスキルが「発展途上」だと考えられます。

ママを困らせるつもりではなく、むしろ「ママは忙しそうだから、自分でトイレしよう！」「自分でできたらママにほめられるかな？」と思いやりを持った行動の場合だってあります。

子育て中のママが講座を受講していたとき、ちょうどこの「トイレ詰まり」の話題になりました。そのときのママの言葉がとても印象的でした。

「私もトイレットペーパーを流しすぎるとトイレが詰まることを教えていませんでした。お尻をキレイにしようねっていつも言ってたから、息子はトイレットペーパーでお尻を一生懸命拭いてキレイにしようとしたんですよね。しかもうちにはトイレが2つあるから、一つが使えなくなってもぜんぜん問題じゃなかった。あんなに怒鳴りつける必要はありませんでした」

そう、子どもはママの期待に応えようって一生懸命なんですよ！　でも自分の力以上を親に要求されると、できないからカンシャクを起こします。

私は先日、ディスポーザー（生ごみ粉砕機）にうっかりスプーンを落として回転させて修理代を1万円払いました。そのとき娘はぜんぜん私に怒りませんでしたよ。似たようなことを子どもがしたら鬼のごとく怒るなんて、不公平じゃありませんか。

ショック！　我が子が嘘をついた

そんな優しい娘ですが、実は嘘をついて隠そうとしたことがあります。幼稚園の子がつく「そこにドラえもんがいたんだ〜」という「現実と空想が入り交じった嘘」ではありません。何かやらかしたことを隠そうとする、嘘です。

その日、私は所用で帰りが18時くらいになるので、16時半になったら習っているダンス教室に行くようにと娘と約束して朝別れました。

一応16時過ぎに3回娘に電話をかけたのですが出ず、17時少し前に娘から泣きながら電話がかかってきて、

「今日6時間目まで授業があって、ダンスに間に合わなかった」

と言うので、「まぁ仕方ないから大丈夫よ」と言って電話を切りました。

ところが家に帰ってみると、ゴミ箱にオモチャのレシート（900円）があるではないですか！

「買ってない！」

と言うものの、レシートの日付が今日になっています。しかもベッドの下の収納袋の横にはプラスチックケース。まさに、頭隠して尻隠さずの状態。

娘はてっきりまじめに宿題をしていたとばかり思っていた私は、相当混乱しました。

✧そもそも16時には家に帰ったと言っているのに、ダンスに行くまでの30分間何をやっていたのか
✧なんで電話に出ないのか
✧一昨日「オモチャを買うときは、ちゃんと約束してから」と言ったばかりなのに、なんでもう忘れているのか

✧なんでバレバレな嘘をこれでもかというくらいつくのか

普段講座では「なんで」は使わないように、と散々お伝えしているのに、私の頭の中は「なんで、なんで！　なんでー！」がグルグルと回っていました。

こう考え始めると、私の左脳が暴走を始めます。
「この子は私が思っていた子とは違う！　嘘をついても平気な子なんだ。これからもこんなことが起こるに違いない。私の育て方が間違っていたのかしら。子どもは嘘をつくべきじゃない。この子は親を平気で裏切る子なんだ。もうこの子と信頼関係なんて築けない！」

一方で、一応私も専門家なので、冷静に自分の思考が歪んでいないか確かめていくわけです。今回の思考は、

☆物事を白か黒か、正解か不正解かの二元論で見ている

☆一つのトラブルが、これからもずっと続くと思っている
☆「こんな子だと思わなかった」「育て方が間違っていた」と状況を誇張している
☆「嘘をついても平気な子だ」「親を裏切る子だ」と娘の性格を決めつけている
☆「信頼関係を崩してまで親をだまそうとしている」と相手の心を勝手に決めつけている

少し書き出しただけで、これだけの思考が歪んでいました。

加えて、「子どもにまだ充分に備わっていない能力」として、次の5つのスキルが娘にとって発展途上であると考えられます。

✓移行のプロセス、一つの考えやタスクから他のことに移ること
✓ある行動をすることによって、どんな結果が生じるかが考えられない
✓論理的思考に基づく指示や、最初に言われたことをするのが困難
✓社会的なルール、またそのニュアンスが理解できない

➤自分が他人からどう思われているかよくわからない。また自分の行動がどう他人に影響を与えるのか理解できない

7歳の娘にしてみたら、こんなふうに感じていたのかもしれません。


「4時から少しテレビを見始めたら、ダンス教室に行く時間を過ぎちゃった」

「テレビを見ているから、ママから電話が来たけど出なくていいや」

「財布にお金が入っていたから、欲しかったオモチャを買おう！」

「嘘をついたら、ママがこんなに悲しむなんて……」

「嘘をつくと、ママに信じてもらえなくなるの⁉」


子どもに嘘をつかれるのは、親にとって相当なショックです。そして怒り、不安、寂しさなどいろいろな感情が押し寄せてきます。でもほとんどの場合、心配いりません。もちろん人を傷つけるような嘘は注意をしないといけませんが、「人間誰でも嘘をつくもの」「嘘をつくのは、ある意味成長のステップ」と考えて、あまり神経質に

ならないでください。６歳の子どもは１００％嘘をつくという調査結果もあるくらいです。それに何を隠そう、私たち大人は一日平均３〜６回も嘘をつくという報告もあります！

嘘について親と子で決定的な認識の違いがあるとすれば、子どもは「内緒で買い物をしてしまった」という「出来事」に罪悪感を感じるのに対し、親は「子どもとの信頼関係の喪失」に呆然《ぼうぜん》としてしまう点です。

子どもにとっては、嘘をつくことで親の信頼をこんなに失うとは想像していませんから、「ママは○ちゃんが嘘をついてとても悲しい」と伝えてください。難しいのですが、このときはなるべく冷静さを保つようにしてください。なぜなら「親の激しい怒り」は、また子どもに嘘をつかせる動機になるからです。

3 知人・友人へのイライラ

「親しき仲にも礼儀あり」と言いますが、なかなか距離感を保つのが難しいのがこの知人・友人関係。極端な話、いやな人とは付き合わなければいいだけの話なのですが、そう言ってもいられないご時世。早速対策を見ていきましょう。

リア充アピール勘弁して

今日のディナー、新しいバッグ、たくさんの友人とホームパーティ、海外リゾート、子どもや旦那がどうしたこうした、誰得？　的な自撮り写真……フェイスブックなどのSNSは基本的に自慢大会ですから、自分がへこんでいるときにのぞいたら嫉妬したりイライラするのが普通です。

ある調査によると、フェイスブックでイラッとする投稿トップ5は「他人の悪口」「忙しさアピール」「恋人との幸せ自慢」「仕事の自慢話」「自撮り写真」だそうです。

イライラを避ける一つの常套《じょうとう》手段としては、SNSに参加しないことです。投稿を見てうんざりするくらいなら、フィードをスクロールせずにお知らせだけチェックすれば済みます。フェイスブックは細かな設定をすると特定の人の投稿を表示させなくする機能もありますし、なるべく自分の感情を穏やかに保てるよう対策を練りましょう。

いわゆる「私ってすごいでしょ！」的なリア充アピールばかり投稿する人は、内心自分に自信がなく、他人からの賞賛（いいね！）や承認（コメントなど）を求めている傾向があるようです。いつも自慢ばかりする人も、陰ではつらいこともあるだろうし、不安も抱えているはずです。なので、**アピールしている人も自分と比べてそれほど幸せとは限らない、と冷静に投稿を見るようにしましょう。**リア充写真とその人の幸福度とは必ずしも比例しません。

また私たちの脳は、自分と近い存在に嫉妬しやすいようにできています。これは生物学上どうしようもないことです。投稿に嫉妬を感じるからといって、「私って器が小っちゃい人……」とがっかりする必要もありません。妬みを感じてしまうのは、人として自然です。SNSは、話が盛られた半分虚構の世界だと思えば、うっとうしいリア充アピールもさほど気にならなくなります。

マウンティング女の対処術

マウンティング女とは、『女は笑顔で殴りあう　マウンティング女子の実態』（瀧波ユカリ・犬山紙子共著）によると「私のほうが上よ！」ということをオブラートに包んで相手に伝える女性を指します。沢尻エリカさん主演のドラマ『ファースト・クラス』（フジテレビ）では、女性たちの仁義なきマウンティングバトルが繰り広げられていました。ドラマほどぶっ飛んでいなくても、仕事関係や知人の話を聞くとマウンティング女は確実に実在します。

たとえば、ダイエットの話題になったときに「私なかなか太れないんだよね〜」、タイトなニットを着ている人に「私、胸が大きいから、そういうの着ると太って見えちゃう」、さらに上級者になると、表面上やSNSでは相手のことを「○ちゃん、すごい！」と親しげにコメントしておいて、裏ではその人の評判がガタ落ちになるような根回しを、自分の手下にやらせる強者もいます。

どうしてこういう面倒くさいレトリックの小細工をするかというと、リア充アピールする人と同様、自分に自信がないからです。誰かと比べて自分が上、と常に感じていないと自分の存在価値を感じられないので、必要以上に自分をアピールします。

もし運悪くマウンティング女と遭遇してしまったら、**同じ土俵に乗らない**ことです。「あぁ、この人、かわいそうな人なのね」と心の中でつぶやいて、あとは受け流してください。無理に反論したり張り合おうとすると、マウンティング女の攻撃はより激しくなります。会社の女上司などソデにできない関係だったら、「うわ〜！　ほんとすごいですね！」ととりあえずほめておきましょう。マウンティング女は賞賛を渇望していますから、お世辞でも何でも言ってほめてその場を丸く収めるのが無難です。

ママ友なんていらない

議論を呼びそうなテーマですが、あえて私は「ママ友いらない派」のスタンスを取ります。ママ友関係がハッピー一色な人は、ここのトピックは読み飛ばしてください。この一節は、ママ友関係に何かしらの悩みを抱えている方に向けて書いています。

東欧のチェコでは、ママ友という概念があまりないそうです。朝日新聞のインタビューに答えていた30代の女性によると、チェコでは公園でベビーカーを押してすれ違っても会話をせず、赤ちゃんを抱えたママたちがバスで隣の席同士になって同じ停留所で降りても「じゃあね」とそこで終わりだそうで、見ず知らずのママと友達になるのはとてもハードルが高いのだとか。

昨年来日したこの女性にとって、日本は「ママ友天国」らしいのですが、チェコのドライな環境が、正直「羨ましい」と感じる方はけっこう多いのではないでしょうか？

子ども抜きでも友人として付き合える人だったら、どんどんママ友になりましょう。きっと一生の友達になります。でも一緒にいるのが苦痛なグループだったり、いやな思いをしていたら、無理にママ友の輪に入らなくても大丈夫ですよ。

そうは言っても、「ママ友がいなかったら子どもが遊ぶ相手がいなくてかわいそう」という反論があるでしょう。焦らずに、少し考えてみてください。本当に子どもがかわいそうだから、ママ友との付き合いを続けているのでしょうか？

皆さんが子どもだったときのことを思い出してください。乳幼児や幼稚園のとき、誰とどんな会話をして遊んでいたか、どこまで細かく覚えていますか？　その子たちとは未だに仲がいいですか？

小学生にもなると、子どもたちは自分で友達と遊び出し、親が関わる場面はぐっと少なくなります。仮に幼稚園が終わった後、誰とも遊ばず午後は家で過ごすことが多くても、どれほどその子の人生に影響があるでしょうか。子どもではなく、ご自身が「自分にはママ友がいない」という状況に耐えられないから、多少無理してでも気の合わない人たちと付き合ってはいませんか。

ママ友関係の過剰なストレスは、我が子への怒りの導火線に間接的に火をつけています。そのストレスをなくすことが、子育てのイライラ解消の鍵だったりするのです。**「何が何でもママ友を作るべき」という考えから「自分に合うママがいれば友達になる。そうじゃなければ無理してママ友を作る必要はない」**という考えにゆるく価値観を書き換えてみるのも有効です。

余裕があれば、こんな思考パターンにはまっていないか振り返ってください。

✧「ママ友がいないと、この子の成長によくないのではないか。この子は友達作りが苦手になるのではないか」

これをより合理的に、事実に即した内容に書き換えます。

「ママ友がいないことと、この子の成長とは関係がない。私にママ友がいるかどうかで、この子の友達作りのスキルに影響があるとは思えない」

✧「ママ友の輪からはみ出たら、この子も私も生活しづらくなるのでは」

というのは、こう書き換えてみましょう。

「ママ友と付き合うのはせいぜい子どもが小学校低学年まで。現に保育園にはママ友が園内にゼロの人もたくさんいるけれど、特に生活に支障が出ているとは聞いたことがない」

実は私自身、ママ友作りにあまり興味がありませんでした。事情があってママ友作りが当時の最優先課題ではなかったのです。娘が1歳になった頃から再び通訳学校に通い出したので、当時は早く一流の通訳になることが何よりの課題でした。地域の子育て支援センターにも毎日のように通っていましたが、ママたちは「今日はあの店で何が安い」といったことや噂話しかしていなかったので、子どもが遊びに夢中になっているときは、私は輪に入らずにずっと隅のほうで英語の勉強をしていたのです（なんだかいやな感じですが……通訳学校は課題が山のようにあるんですよ！）。それこそ当時は、5分の空き時間でも単語や言い回しを覚えなければ、到底課題をこなせませんでした。こんな有様なので、他のママからは距離を置かれていました。

そんなある日、「勉強してるんですか？」と話しかけてくれた人がいました。目を上げると、前から「田舎にもこんな綺麗でおしゃれな人がいるんだ！」と思っていた人で、私もうれしくなって話をしたら意気投合！　すぐに仲よくなって、彼女の家とは今も親戚みたいな付き合いをしています。

当時のことを聞いてみると「だって子育て支援センターで勉強してる人なんて、初めて見たんだもん！　すごいと思って話しかけちゃった」とのこと。私の持論なのですが、**自分に正直に振る舞うことで、自分と波長の合う人が集まってくる**のではないでしょうか。

彼女はとても社交的なタイプなのですが、よくよく話をすると子どもを産む前は一人でスノボに行ったり、一人で行動するのがまったく苦にならない人でした。私もそういうタイプで、一人で行動できない人とはそこまで仲よくはなれません。

第3の扉「孤独を飼いならす」で、女性にとって集団から外れることはこの世の終わりのような感覚をもたらすと書きました。仮にそう感じるとしても、「事実」はこの世の終わりではありません。ちっとも。

ママ友の集団にいないと不安、という人は無理に外れる必要はありませんが、私のように外れても、まったく日常生活に支障はありませんよ。どうぞ気を楽に持ってくださいね。

4

仕事関係のイライラ

どうにも理解できない人がいる

看護師、客室乗務員、幼稚園・保育園、とかく女子が多い職場は就業規則には書いていない不文律があったりして、トラブルの宝庫です。

私にもこんな経験があります。外資の部品メーカーに勤めていたときのこと。そこは田んぼの真ん中にポツンと立つ工場が併設されたオフィスで、工場で作業する人と同じように事務員も彼女たちと同じ作業用ジャンパーを着るのが就業規則でした。紫色の胸ポケットには会社名が刺繍されていて、ジャンパーなので下は必ずジーンズやチノパン。足はスニーカーという格好で、女性としてはテンションが下がる制服です。

ある夏、省エネ設定のためクーラーが使えなくなり、「制服のジャンパーは着なくてよい。男性はポロシャツ、女性はオフィスカジュアルでよい」という通達が出ました。私はこれ好機とばかりに、翌日からニットやシャツなどのオフィスカジュアルで仕事を始めました。しかし事務スタッフも工場のスタッフも、女性は誰一人としてジャンパーを脱がないのです。

おかしいなぁと思っていたある日、朝礼が終わると女性の係長が私のところに歩み寄ってきて、こう言いました。

「柊さん、ジャンパー脱いじゃダメよ！」

「え、どうしてですか？」

するとしばらく沈黙して、ポツリとこう言うのです。

「女の目線は怖いからね……みんなが、柊は一人だけジャンパーを脱いで『男に色目を使ってる』って文句言ってるよ！」

（……はあっー⁉）

私は「どうやったらそんな頭の使い方ができるんだ！」と心底頭にきて、しばらく仕事が手につきませんでした。言った人はすぐわかったので、元から喧嘩っ早い私はその人を捕まえて「言いたいことがあるなら、私に直接言えばいいじゃないですか！　第一、業務通達で着なくていいって言われているのに、そういうわけわからないこと言うのやめてもらえます!?」と文句を言いに行こうと思ったのですが、当時怒りをコントロールする技術を勉強し始めていたので、ハタと考え直しました。

怒りの耐性を上げるポイントは、**自分と違う価値観をどこまで理解し、受け入れようとするか**です。まずは心をオープンにしないといけません。そこで、私が彼女だったらなんでそんな価値観を持つのか必死に想像しました。

自分とはまったく相容《あいい》れないと思った考えを理解しようとするときは、次の3ステップで考えてみます。

①自分の価値観や考えを整理する

（例）業務通達でジャンパーを着なくていいと言われているんだから、オフィスカジュアルを着て何が悪いんだ。この暑いのにジャンパーを着て、挙げ句に人に文句を言うなんて、おかしいんじゃないの!? ここは女子中学か！

②相手の価値観や考えを想像してみる

ここがとても難しいところです。想像するのさえ最初はいやだと思いますが、頑張って相手の身になって考えてみます。

（例）みんながジャンパーを脱がないのなら、誰も脱ぐべきじゃないし、一人だけ脱ぐなんてみんなの輪を乱している。けしからん。

最初に説明したとおり、ここは田んぼの真ん中にポツンとある工場で、この田舎町に暮らす人たちの多くが幼稚園から高校までほとんどが同じメンバーで、就職先も限られており、いつも見る顔ぶれは一生同じという人も多くいます。私はどちらかと言うと外へ外へ変化を求めて出ていくタイプで、周りにも自然とそういう人が集まりますが、仮に彼女と一緒の環境で育っていたら、おそらくジャンパーは脱いでいないだろうなと思いました。

③妥協点・解決策などを考えてみる

(例) この場合、相手を捕まえて文句を言っても火に油を注ぐだけだ。でもジャンパーは着たくないので、オフィスカジュアルで仕事をしよう。

自分の価値観vs相手の価値観でがんじがらめになったら、こんな感じでそれぞれの価値観を並べて書いて、妥協点と解決策を探ってみます。

以前、米国のカンファレンスに出席していたときに、登壇していた博士が「自分が相手とまったく同じ家庭環境、生育歴、学歴、社会的地位だったら、相容れないと思っている相手とまったく同じ判断をしているはずだ。そう考えることが、相手の価値観を理解する第一歩だ」と話していました。

「どうにも理解できない！」と思うときほど、ぜひこの3ステップで相手を理解しようと努力してみてくださいね。

職場の人がヒステリーを起こす

仕事関係の人には常に冷静沈着でいてほしいものですが、わけがわからないことを言い出す人もいますよね。もし相手がヒステリーを起こしたら、とにかくあなたは深呼吸をして同じ土俵に乗らないようにしましょう。

ジャンパー事件の職場にも、困った女上司がいました。その人は部門の管理長のような偉い肩書きを持っていたので普段は顔を合わせないのですが、とかく電話での攻撃がすごいのです。

そして私にもついに攻撃がやって来ました。いつものように海外へ出す部品の出荷確認をしていると、女上司から電話がかかってきました。

「柊さんというのは、あなたね？」

「はい、そうです」

「あなた、このCT－158っていう部品をボート（船便）で出したわね!?　これ、絶対3日後に中国に届けないといけないのに！　何でエア（航空便）で出さないのよ！」

「でも、中国からの注文書ではボートで出すように指示があります」

「何言ってるのよ！　これ、絶対3日後に届けないといけないの！　そういうふうになってるのよ！　私はあなたの責任を徹底的に追及しますからね！」

と叫び終わるのと同時に、ガチャン！　と電話が切られました。

このようなときは、**相手の言葉を正面から受けないようにに**してください。まず、相手は怒りの他に「不安・焦燥感」など別のネガティブな感情に気圧《けお》されて、立場の弱い人に怒りの矛先を向けていると考えられます。「相手の攻撃＝自分への攻撃ではなく、相手自身の問題からくるヒステリー」と捉えましょう。これは理不尽なことを言うクレーマーにも共通する心理です。

また、「責任を追及してやる！」「明日から来なくていい！」「ほんと使えないわね！」というフレーズは単なる誇張表現です。度を越すと立派なパワハラですが、明らかに単なるヒステリーの場合、真に受ける必要はありません。それにヒステリー状態のときは、こちらが正論を言っても相手はまったく理性が働いていませんから聞く耳を持っていません。あなたは心に栓でもするつもりでハイハイと言って、その場をやり過ごすのが得策です。

社会に出ると、いやな思いをすることもたくさんあります。理不尽な目にあったら怒りを感じて当然です。ただその怒りで自分を傷つける代わりに、怒りをモチベーションにしてやるべき仕事・自分の能力を高めることに邁進《まいしん》してください。会社の中で正当に評価されなかったり、理不尽な扱いを受けても、公正な目で見てくれる「他」の組織や人が必ずいます。深呼吸してください。**世間はあなたが思うよりずっとずっと広いのです。**

批判されてもムカつかない方法

個人的な攻撃や支離滅裂な批判ほど、カチンとくるものはありませんね。でも批判されたからといって、ただやみくもに腹を立てるのでは自分の可能性をせばめてしまいます。以前、美容室に行ったときの話です。

待ち時間にアイスコーヒーを頼んだら、そこの美容室では氷もアイスコーヒーで作られていました。「某高級ホテルのようなおもてなし！」と感激した私はすかさず店長さんに理由を聞いてみました。

「実は自分のアニキが店に来たときに『このコーヒー、マズッ！』って言われたんですよ」

確かにそのときは業務用コーヒーを出していて、それほど美味しいものではなかったそうです。そこで、マズいコーヒーを出すのはよろしくない！　せっかくなら、お客様にも美味しいコーヒーを出そう！　と思い立ち、クオリティーが高いコーヒーに替えて、せっかくなのでより美味しく飲んでいただけるように、氷もアイスコーヒーで作るようにしました。

特にお店のマニュアルがあるわけではなく、すべて店長さんの裁量でやっているのだとか。

誰だって、批判されたら面白くないじゃないですか（しかも身内から！）。

「お前の知ったことかよ～！　関係ないのに口挟むな！」

と思う人が大多数ですよね。

でも、その意見を謙虚に受け止めて、改善策を考えて実行するのが本当に素晴らしいなと思いました。

普通、店長さんはプライドもあるでしょうし、なかなか批判を受け止められない人も多いと思います。でもこの店長さんは、器が大きいのですね。こういう話を聞くと、多少割高でもまたここに来ようと思うわけです。

「批判＝自分への攻撃」と捉えるのではなく「批判＝自分のクオリティーを上げてくれるアドバイス」と冷静に捉えられると、カチンとくるのではなく、「コンサルありがとう」と上手に自分の糧にできます。

トンチンカンな批判や悪口はスルーしてけっこうですが、あなたのためになる批判には、「ありがとう」と心をオープンにして素直に聞き入れたほうが何倍も得ですよ。

出る杭は打たれる

ビジネスでは、男性の嫉妬心は実に深いと聞いたことがありますが、女性もなかなかです。いかにももっともな理由をつけ、力のある人を巻き込んで優秀な人材をあの手この手で引きずり下ろそうとする人はたくさんいます。

一つのケースをご紹介します。

B子さんは、さまざまな業界でキャリアを積んだ後、一念発起してカナダへ語学留学しました。そこでカナダに魅せられ、自身でカナダ留学を専門とする斡旋《あっせん》会社を立ち上げるべく、現地でもいろいろな人たちと人脈を作り、起業準備を始めていました。彼女は美人で明るく、なおかつ仕事もできる人だったので、自然と周りにはたくさん人が集まってきました。しかし、なかにはそれを快く思わない人も存在したのです。彼女と他の何名かが語学学校の延長手続きをしたときのこと。なんと頼んでいた人が、故意に彼女の延長手続きだけ申請していなかったのです。てっきり申請してあると思ったB子さんは、延長が叶わず卒業せざるを得なくなりました。

当然頭にきましたが、B子さんはここで怒りを力に変えたのです。これを機に周りとの線の引き方を見直し、カナダ留学に関することなら誰にも負けないよう、さらに勉強しようと決心しました。結果としてその流れからビジネスチャンスをつかみ、起業した現在は、都会の真ん中で多くの人たちの海外留学の夢を叶えています。

出る杭は常に打たれます。冷静に考えたらあなたを打ったところで、打つ人には何の利益もないのですが、そういうことが考えられないから変な手を使ってボコボコ叩いてくるのでしょう。
もしあなたが頭一つ飛び抜けて、成果を求めていこうと決心したなら、周りから打たれることを覚悟してください。大して怖いことではありません。あなたを上から叩いてくる人は、あなたが上ってくるのが怖くて仕方がないのです。力がないがゆえに叩いてくるだけですので、**あなたは自分の能力を高めることだけに集中してください。**あなたが闘わなければならないのは叩いてくるその人じゃなくて、世間です。

第32代米国大統領夫人エレノア・ルーズベルトは「何かしても悪口を言われ、しなくても悪口を言われるなら、自分の心の中で正しいと信じていることをすればよい。どちらにしても批判をまぬがれることはできないのだから」と自身に言い聞かせ、ファーストレディーの重責を務めました。

あなたの周りで特に目立った成果を出している女性は、大概どこかで理不尽に叩かれた経験があるはずです。でもそこで怒りに振り回されず、手を伸ばしても叩かれないところまで上っていくのです。刀だって何回も叩かれないと完成しません。相手があなたの完成度を高めるために、時間を使って叩いてくれていると思えたらしめたものです。怒りを強さに変えていきましょう。叩いてくる人間は、もうあなたに手を触れることさえできません。

エピローグ

「怒りの取説」いかがでしたか。この本でご紹介した方法を実践しつつ自分の怒りと向き合っていくと、ちょっとした怒りの対応は、明日から「今までの自分と違う！」と感じられると思います。あなたがより幸せになるために、怒りに振り回される人生ではなく、感情美人になって自分で怒りをコントロールする人生を歩んでください！

昨年上演された舞台『太陽２０６８』（前川知大氏作・蜷川幸雄氏演出）では、バイオテロによって拡散したウイルスで、強く若い肉体を維持し高い知能を得た反面、太陽の光に当たると死んでしまう体質に変異した人間「ノクス」と、普通の人間として社会の底辺で生きる「キュリオ」が反目しつつ共存する世界が描かれていました。ノクスはキュリオを見下し、若いキュリオはノクスになることに憧れます。

しかし選民意識が高く、キュリオを蔑《さげす》み憎んでいたノクスは次第に気づくのです。「年をとらないことが本当に幸せなのか」「太陽の下で生きるキュリオこそ美しい」と。

私たちの心には、自分にないものを持つ者への嫉妬、理不尽さに対する怒り、虐げられる悲しみ、孤独、互いに理解しようとする優しさなど、「ノクス」と「キュリオ」が抱えるすべての感情があります。

いろいろな人がいるから世の中は面白いし、価値観が混在するから創造性が生まれます。そして他人を批判する前に、自分の心にもその要素を認めることこそ、許容度を上げる第一歩になるのではないでしょうか。

この本が、あなたの人生を少しでも前に進める力となりますように。

最後に、本の出版にあたりお声をかけてくださった光文社の渡辺さん、伴走してくださった富岡さん、森岡編集長に心より御礼申し上げます。

２０１５年２月　　　柊　りおん

参考文献（日本語）

『アンガーコントロールトレーニング』エマ・ウィリアムズ レベッカ・バーロウ　星和書店
『AERA（2014年5月19日号）』　朝日新聞出版
『怒りのセルフコントロール』マシュー・マッケイ ピーター・D・ロジャーズ ジュディス・マッケイ　明石書店
『「怒り」のマネジメント術』安藤俊介　朝日新書
『怒る技術』安藤俊介　PHP研究所
『女は人生で三度、生まれ変わる』ローアン・ブリゼンディーン　草思社
『奇跡の脳』ジル・ボルト・テイラー　新潮文庫
『「期待」の科学』クリス・バーディック　阪急コミュニケーションズ（CCCメディアハウス）
『最新脳科学で読み解く脳のしくみ』サンドラ・アーモット　サム・ワン　東洋経済新報社
『人間関係をしなやかにするたったひとつのルール』渡辺奈都子　ディスカヴァー・トゥエンティワン
『スタンフォードの自分を変える教室』ケリー・マクゴニガル　大和書房
『世界でひとつだけの幸せ』マーティン・セリグマン　アスペクト
『ぜんぶわかる脳の事典』坂井建雄　久光正　成美堂出版
『なぜ他人の不幸は蜜の味なのか』髙橋英彦　幻冬舎ルネッサンス新書
『脳に悪い７つの習慣』林成之　幻冬舎新書
『ブッダの幸せの瞑想』ティク・ナット・ハン　サンガ
『もういちど自分らしさに出会うための10日間』デビッド・D・バーンズ　星和書店
『もう、不満は言わない』ウィル・ボウエン　サンマーク出版

参考文献（英語）

Laura J.Petracek, *The Anger Workbook for Women: How to Keep Your Anger from Undermining Your Self-Esteem, Your Emotional Balance, and Your Relationships.* New Harbinger Publications, 2004

Ross W.Greene, *The Explosive Child.* Harper Paperbacks, 2001

この本は、Trinityのweb連載から一部修正を加えて掲載しています。
http://www.el-aura.com/writer/2012102201/

印税の一部は震災遺児の進学を支援する「公益財団法人みちのく未来基金」に寄付されます。

柊 りおん（ひいらぎ りおん）

感情美人デザイナー、Office テオーリア代表。中央大学総合政策学部卒。仕事の傍ら通訳学校に通い、外資メーカーや企業フォーラムで通訳業務などを担当。一方プライベートでは、離婚ストレスや実父の介護ストレス・育児が重なり、家族に怒りをぶつけては後悔する日が続いていた。そんななか、2011 年宮城で被災し「生きている時間を、これ以上自分や大切な人への怒りで無駄にしたくない！」と転身を決意。現在は怒りのコントロール（アンガーマネジメント）を中心に脳科学・心理学・親学のエッセンスを加えたエモーショナルマネジメントの講演・講座・執筆を行う。著書に『ナースのイラッ！ムカッ！ブチッ！の解消法59 例』（共著　日総研出版）等。JAZZ と日本史が大好き。

＜講演・執筆・講座に関するお問い合わせ先＞ http://www.hiragi-rion.com

美人時間ブック

欲《ほ》しい未来《みらい》が手《て》に入《はい》る 怒《いか》りのコントロール術《じゅつ》

「感情美人《かんじょうびじん》」になれる7つの扉《とびら》

2015年 2 月20日　初版 1 刷発行

著者　　柊 りおん

装丁　　向井紀代子

発行者　駒井　稔

発行所　株式会社 光文社

〒112-8011　東京都文京区音羽1-16-6

電話　編集部 03-5395-8172　書籍販売部 03-5395-8116　業務部 03-5395-8125

メール　bijin@kobunsha.com

落丁本・乱丁本は業務部へご連絡くだされば、お取り替えいたします。

組版　　堀内印刷

印刷所　堀内印刷

製本所　ナショナル製本

ISBN 978-4-334-97811-2　Printed in Japan